병원 없는 세상, 음식 치료로 만든다

# 병원 없는 세상, 음식 치료로 만든다

1판1쇄 인쇄일 2016년 3월16일
1판1쇄 발행일 2016년 3월21일
1판7쇄 발행일 2020년 10월20일

ISBN        978-89-94803-35-7    03510
정가        13,800원

지은이     상형철
펴낸이     유희남
디자인     김은정

펴낸곳     물병자리
출판등록   1997년 4월14일(제2-2160호)
주소       서울시 종로구 새문안로5가길11, 옥빌딩 801호
전화       02-735-8160
팩스       02-735-8161
홈페이지   www.aquariuspub.com
이메일     aquari5@naver.com

이 도서의 국립중앙도서관 출판사도서목록(CIP)은 서지정보유통지원시스템 홈페이지(http://seoji.nl.go.kr)와 국가자료공동목록시스템(http://www.nl.go.kr/kolisnet)에서 이용하실 수 있습니다. (CIP제어번호 : 2016004029)

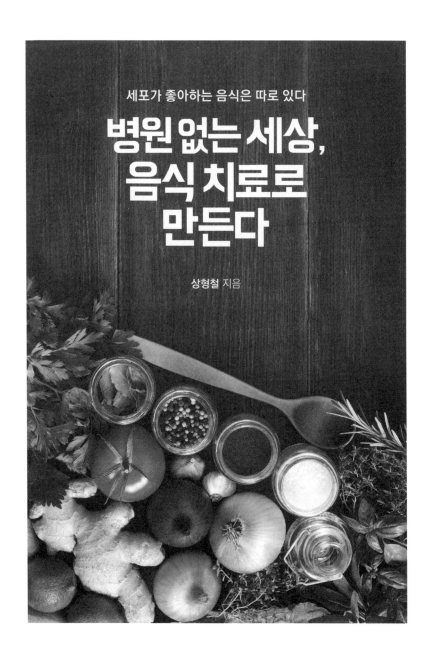

세포가 좋아하는 음식은 따로 있다

# 병원 없는 세상, 음식 치료로 만든다

상형철 지음

〰〰 물병자리

# '병원 없는 세상'을 꿈꾸는 사람

오랫동안 기다려 온 책이 나왔습니다. 상형철 병원장님의 『병원 없는 세상, 음식 치료로 만든다』가 그것입니다. 저에게도 더없이 반가운 책이지만, 다른 많은 분들에게도 정말 반가운 책이 되리라 확신합니다.

아침편지 명상치유센터 '깊은산속 옹달샘'에서 건강 프로그램을 함께 진행하는 동안 상형철 병원장님에게 가장 놀란 것은 그의 남다른 꿈이었습니다. 병원을 운영하는 병원장님이시면서 '병원 없는 사회를 만드는 꿈'을 가지고 계셨습니다. 보통 꿈이 아니었습니다. 이 땅에 건강에 대한 새로운 패러다임을 정초시키고자 하는 결연함이 느껴졌습니다.

양방+한방+자연치유를 망라한 이른바 '녹색뇌 해독코드' 프로젝트를 시작하면서 이분의 꿈을 다시 생각해 봅니다. 이분의 꿈이 저의 꿈이 되기를!

상형철 병원장님은 이 책을 통해 인간의 무절제한 식사법에 일침을 가하고 있습니다. 만병의 원인은 피의 오염입니다.

피를 맑게 하는 것이 해독과 치유의 시작이고, 그 핵심 코드가 '먹는 음식'에 있습니다. 우리가 먹는 음식이 잘못되면 우리 몸속의 피도 탁해집니다. 특히 '음식을 언제 먹느냐', 다시 말해 음식을 먹는 시간의 중요성은 그동안 우리가 간과했던 일입니다.

권투 선수는 한 라운드를 뛰면서 3분 동안은 온 힘을 쏟아 내고, 1분 동안은 온몸으로 쉽니다. 3분 뛰고 1분 쉬고, 3분 뛰고 1분 쉬고를 반복하면서 자기의 최대 기량을 발휘하는 것입니다. 3분과 1분은 리듬이고 탄력입니다. 우리 몸도 이처럼 3분은 일하고 1분은 쉬면서 몸의 리듬을 만들어 냅니다. 일과 휴식, 긴장과 이완, 비움과 채움이라는 리듬을 잘 지킬 때 인체 세포는 최적의 '해독코드'를 찾아 최상의 컨디션을 유지할 수 있습니다. 세포의 컨디션이 좋다는 것은 질병으로부터 멀어진다는 뜻이니까요.

상형철 원장님은 음식을 '언제' 먹느냐도 중요하지만, '어떻게', '무엇을' 먹느냐는 더 중요하다고 말씀하십니다. 특히 너무 여러 가지를 섞어 먹지 말 것을 당부하고 있습니다. 고기와 밥, 과일을 한꺼번에 섞어 먹게 되면 위와 장에 이상 발효가 일어나 독성물질이 생성되며 세포에 나

뻔 영향을 미치게 된다고 합니다.

저도 그렇게 하고 있지만 가장 좋은 식사법은 끼니때마다 익히지 않은 채소를 곁들여 먹는 것입니다. 생채소에는 효소가 풍부하여 인체의 소화 흡수를 돕기 때문에 밥(빵, 국수) 혹은 고기와 아주 잘 어울리는 식품입니다. 전통 식품인 김치는 익히지 않은 채소이면서 발효를 통해 효소가 증대된 식품으로 탄수화물인 밥과 아주 잘 어울린다고 할 수 있습니다. 김치가 고기의 소화를 돕는다는 것은 이제 상식입니다.

이 책에는 우리가 어떤 것을 먹어야 하는가가 잘 소개되어 있습니다. 상형철 병원장님은 '9대 영양소'의 중요성을 강조하고 있습니다. 단백질, 지방, 탄수화물, 비타민, 미네랄, 물, 식이섬유, 피토케미컬, 효소의 9대 영양소가 살아 있는 식품을 골고루 먹을 때, 건강을 지킬 수 있다는 것입니다. 그리고 그 대표적인 식품으로는 과일과 생채소를 들 수 있습니다.

이 책에는 우리가 꼭 알아야 할 거의 모든 건강 상식이 들어 있습니다. 특히 만성질환, 악성질환 등을 예방하는 데에 매우 유용한 팁들이 가득합니다. 이 책을 꼼꼼하게 읽고 이 책이 제시하는 대로만 한다면, 현대인을 괴롭히는 각종 질병으로부터 멀어지는 것은 물론이고 자신의 신체적, 정신적 능력이 최대한 발휘되는 건강하고 활기찬 삶을 살 수 있을 것입니다.

'건강한 장수'로 한 사람도 병원에 가지 않게 되는 그날을 기다리며!

병원이 없어도 되는 그날을 꿈꾸며!

2016년 3월, 깊은산속 옹달샘에서
오늘의 건강편지를 띄웁니다
고도원

# 서양의학과 동양의학이 만나면
# 기적이 일어난다 : 기적의 시작은 음식

왜 사람만 병에 걸리는 것일까? 야생동물도 사람과 같은 질병에 걸릴까? 병원 없는 세상에 사는 야생동물은 병에 걸리면 어떻게 할까? 사람들이 사육하는 애완동물들은 왜 사람과 같은 병에 걸릴까? 아마존 야생동물이 병에 걸려 죽었다는 이야기를 들어 본 적이 있는가?

아무리 의학이 발달된다고 해도 음식물을 비롯하여 우리가 살고 있는 생활환경을 바꾸지 않는 한 사람만이 앓고 있는 질병들, 예를 들면 암및 치매, 중풍, 만성피로, 고혈압, 당뇨, 다양한 희귀성 질병 등으로부터 벗어날 수 없다.

새로운 의학 기술, 신약이 개발될 때마다 곧 모든 질병이 정복될 것처럼 매스컴에서 광고하지만 상당수가 무효한 것으로 밝혀졌다. 약과 주사는 기껏해야 일시적인 증상 치료나 삶을 연장시키는 정도의 소극적인 대안일 뿐이다. 오히려 증상 완화의 대가로 병이 조금씩 진전되는 것을 감수해야 하며 결국에는 건강하지 못한 죽음에 이를 수밖에 없다. 의학이 고도로 발달된 서구 선진사회일수록 더욱 많은 사람들이 각종 질환으로 고통받고 있다는 사실이 이를 증명하고 있다.

일본의 경우 해마다 33만 명의 암 환자가 숨을 거둔다. 모 국립대학 부속병원의 임상연구 결과에 따르면 이 가운데 80퍼센트에 해당하는 26만 명이 암이 아닌 다른 원인 즉 항암제, 방사선, 불필요한 수술 등 암 치료의 부작용으로 인해 목숨을 잃는 것으로 밝혀졌다.

병을 낫게 하기 위해 먹는 약이 오히려 병을 진전시키고 있다는 것은 대단히 중대한 문제이다. 더욱이 이런 약들은 다국적 제약회사 제품으로, 제약회사 측이 의사들에게 많은 연구비를 주어 개발한 것이다. 연구비를 받은 의사는 약에 대한 지침서를 만들고, 다른 의사들은 지침에 따라 약에 대한 매뉴얼을 만들어 환자에게 적용하게 된다. 약을 복용한 환자는 약으로 인해 다양한 부작용을 겪게 되는데, 이를 통해 제약회사는 신약을 만들 기회를 얻으며 이전과 비슷한 절차를 통해 환자에게 약을 복용시키는 일을 반복한다.

우리에게 필요한 것은 의사나 제약회사를 위한 '약'이 아니라 환자를 위한 '진정한 치료'이다. 우리들의 몸 안에는 그 어떤 약보다 효과적인 '자연치유력'이라는 신비한 원리가 내재되어 있다.

진정한 치료란 인체의 자연치유력을 극대화시켜 병의 사슬을 완전히 끊어 버리는 것이다. 그리고 진정 유능한 의사란 인체의 메커니즘을 이해하여 환자의 자생력을 키워 주는 의사이다.

기원전 '서양의학의 아버지' 히포크라테스가 바라보았던 병의 원인은 상당히 구체적이다. 즉 부적당한 식사로 인해 체내에 소화되지 않은 잔류물이 생기고 이 잔류물에서 발생한 독소가 각종 기관으로 흘러들어 가 체액 이상(악액질)을 일으킨 결과 각종 질병이 발병한다는 것이다. "음식으로 고치지 못하는 병은 약으로도 고치지 못한다"는 그의 말은 지금도 진리처럼 회자되고 있다.

오백 년 전 '한의학의 의성' 허준은 수천 년 동안 전해 내려오는 방대한 의서를 정리하여 『동의보감』이라는 한 권의 책으로 묶었다. 놀랍게도 그가 주장하는 치료법은 암 및 만성질환에 대하여 의료 선진국에서 새로이 조명하고 있는 생활환경적인 접근법과 매우 유사하다.

『동의보감』은 병의 근본 원인에 대해 네 가지로 파악하고 있는데 첫째가 음식이요, 둘째가 스트레스이고, 셋째가 과로, 넷째가 외부환경 독소이다. 예를 들어 두통이라는 증상이 나타났다면 무조건 두통약을 먹는 것이 아니라 이것이 음식상의 문제인지, 스트레스 때문인지, 과로 때문인지, 외부환경 독소(감기 바이러스)에 의한 것인지를 파악하여 원인에 맞는 처방을 해야 한다는 것이다.

이에 더해 약 백여 년 전 사람인 이제마는 외부적인 병의 원인 외에 사람의 체질(형태와 성질)에 병의 원인이 있다고 보았다. 이제마가 개척하여 현재 동양의학의 한 축을 담당하고 있는 사상체질론은 의학과 유전과의 관계를 살핌으로써 질병에 대한 단면을 예리하게 파헤치고 있다.

  그동안 서양의학은 세포 내 소기관까지 탐색하여 병의 원인을 규명하는 일에 에너지를 쏟아 왔다. 최근에는 유전자 지도를 작성하여 병의 원인을 규명하고, 줄기세포를 복제하여 치료에 이용하고 있으며 면역 세포를 이용하여 병을 물리치는 등 암 치료의 부작용을 최소화하는 방법을 찾고 있다. 그러나 이러한 첨단의 방법이라는 것도 결국은 인체 내부를 파고들어 가 답을 구하는 일이다.

  반면 동양의학은 허준과 이제마가 제시한 다섯 가지 병의 원인을 바탕으로 인체의 증상을 치료해 왔다. 이는 '세포'라는 것을 모르는 상태에서 외부적인 생활환경에서 답을 찾은 것으로 수천 년간 쌓여져 온 빅데이터를 바탕으로 하고 있다.

  초창기에는 서양의학이나 동양의학이나 질병을 바라보는 관점에 있어 큰 차이가 없었다. 두 분야 모두 잘 먹고, 잘 자면 건강한 것이라고 생각했다. 그러던 것이 한쪽은 세포를 파고들어 가는 과정에서 숲을 바라보지 못하는 우를 범하였고, 한쪽은 세포의 존재를 알지 못하는 상태에서 외부에서만 답을 찾으려고 했다.

첨단과학이 발달한 현대에 이르러 새로이 알게 된 것은 서양의학이나 동양의학이나 방법론에 있어 큰 차이가 없다는 것이다. 아무리 현미경을 통해서만 관찰되는 세포라 할지라도 결국은 외부환경적인 요인과 끈이 닿아 있으며, 외부환경적인 요인이 아무리 중요해도 결국은 세포라는 내밀한 기관으로 흘러들어 가게 되어 있다는 것이다.

인류는 산업화 이후 과거와 비교할 수 없을 만큼 풍요로운 삶을 누리고 있다. 과학적 재배에 의해 풍족해진 식량, 매 순간 쏟아지는 엄청난 양의 정보, 상용화된 자동차 문화 등으로 인해 부족한 것이 없는 삶을 살아가고 있다. 하지만 그로 인해 과거에는 별로 없었던 새로운 질병이 창궐하게 되었다. 비만, 암, 당뇨, 고혈압, 아토피 등 대사성 질환과 면역계 질환으로 고통받는 사람이 늘어나고 있는 것이다.

이 시점에서 우리에게 필요한 것은 실제로 낫게 해주는 처방이다. 죽을 때까지 먹어도 치료되지 않는 약 대신 진짜 낫게 해주는 치료를 해야 한다. 그 치료는 '병의 원인'을 아는 것에서 시작한다. 이 책은『동의보감』과 이제마가 제시한 다양한 병의 원인을 통해 질병을 치료하는 방법에 대해 적고 있다. 그리고 그 중심에 음식 치료가 있음은 더 말할 나위가 없다.

이 책에서 다루고 있는 건강법은 나의 동양의학적 진료 경험에 더해 막스 거슨, 조엘 펄먼, 니시 가츠조, 신야 히로미 등 음식을 통해 병을 치료하고자 한 의학계의 거장들에게 많은 빚을 지고 있다. 또한 텔레비전 방송과 함께 진행했던 '20일간의 기적 프로그램', 고도원 명상센터 깊은산속 옹달샘의 '녹색 뇌 프로젝트'에서 큰 영감을 받았음을 밝힌다. 책을 쓰는 과정에서 원서를 번역해야 하는 일이 많았다. 이 부분에서 사랑하는 두 딸 희연과 해린이 큰 도움을 주었다. 사랑한다, 그리고 고맙다. 같은 길을 걷는 아내 김성옥 한의사에게도 사랑한다는 말과 감사하다는 말을 전한다. 부족한 남편 내조하느라 정말 많은 고생을 했다.

무엇보다 복용하던 약을 과감히 끊고 우리 병원의 치유 프로그램에 적극 참여해 준 많은 입원환자, 외래환자 분들께 감사의 말씀을 전한다. 늘 건강하시기를 빈다.

2016년 봄눈 내리는 날
상형철

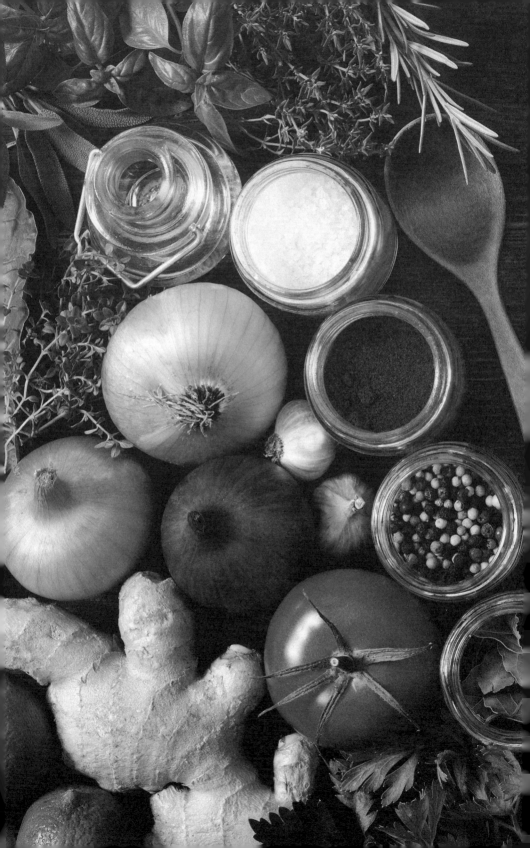

차례

# 세포가 병드는 원리에 대하여

서양의학에서 병의 원인을 판단하는 기준은 세균이다. 세균이 눈에 보이면 '감염성 질환', 세균이 눈에 보이지 않으면 '비감염성 질환'이라고 한다. 동양의학에서 말하는 음식, 스트레스, 과로와 유전적 체질에서 오는 질병은 서양의 '비감염성 질환'에 해당하고, 외부환경 독소로 인한 질환은 '감염성 질환'에 해당된다. 현미경이 발명되어 세균을 눈으로 직접 확인하게 되기 전까지는, 병을 보는 시선에 있어 서양이나 동양이나 그다지 차이가 없었다. 동양처럼 방대하고 체계적인 저술이 없을 뿐, 그리스에서 출발한 서양의학도 병이란 인체 내부에서 일어나는 문제이거나 밖에서 들어오는 어떤 것으로 생각했다.

## 서양의학과 동양의학의 공통적인 연구대상, 세포

인간은 정자와 난자라는 두 개의 세포에서 시작하여 1백조 개에 달하는 세포로 분화한 끝에 현재와 같은 인체를 구성하게 된다. 이때 비슷한 세포끼리 모여 조직, 기관, 기관계를 이루어 마지막으로 '나'라고 하는 하나의 개체를 형성하게 되는 것이다. 각 세포는 신경과 호르몬을 통해 서로 교신하면서 몸속 1백조 개에 달하는 또 다른 생명체인 장내 미생물과 유기적인 관계를 유지하면서 생명을 이어 나가고 있다.

인간은 하나의 육체인 동시에 놀라운 문명을 이룩하고 살아가는 정신적인 존재이다. 이 모든 활동은 자연, 나아가 우주라는 커다란 흐름 속에서 유기적으로 이루어지기에 인체를 소우주라고 부르는 것이다.

## 생활환경이 독소를 만든다

환경이란 우리에게 직접적으로든 간접적으로든 영향을 미치는 자연적 조건이나 사회적 상황을 말한다. 우리는 크게 다섯 가지의 생활환경에 노출되어 있는데 그 첫째가 음식 생활환경이다. 둘째가 스트레스 환경이고 셋째가 과로 생활환경이다. 그리고 넷째는 외부 생활환경으로, 변화무쌍한 기후가 이에 해당된다. 마지막으로 체질적인 다양성도 하나의 환경으로 간주할 수 있다.

우리의 인체는 이러한 생활환경으로부터 스물네 시간 영향을 받게 되는데 이 과정에서 어쩔 수 없이 생활 독소를 받아들이게 된다. 생활 독소 역시 다섯 가지 생활환경에 따라 다섯 가지로 분류된다. 첫째가 음식 독소, 둘째가 스트레스 독소, 셋째가 과로 독소, 넷째가 환경 독소이다. 그리고 마지막 다섯째가 유전적 체질 독소이다.

이러한 독소들은 지속적으로 정상 세포를 자극하여 영양물질의 흡수를 방해하고 활성산소를 만들어 낸다. 이로 인해 인체 각 조직은 저산소증과 저체온증에 노출되고, 그 결과로 인체 항상성의 균형이 깨지고 면역력이 저하된다. 이로 말미암아 인체는 만성피로, 변비, 비만, 당뇨, 고혈압, 암과 같은 '증상'을 겪게 된다. 하지만 그렇다고 해서 증상이 나쁘기만 한 것은 아니다. 각종 증상은 세포가 위험에 처해 있다는 일종의 구조 신호이다. 무조건 증상을 제거하기보다는 증상의 원인을 파악하여 병을 치료하는 데 최선을 다해야 한다. 이러한 원리는 어느 날 갑자기 하늘에서 뚝 떨어진 것이 아니라 몇 천 년의 세월이 흐르는 동안 동서양에서 공통적으로 찾아낸 것이다. 이것이 바로 의학이고, 이를 토대로 환자에게 적절한 처방을 하는 사람이 의사이다.

원인을 알면 해결책이 생긴다. 내가 정상적인 생활환경 속에 있는지 점검해 보자. 생활환경을 점검하면 생활 독소의 유입을 차단할 수 있다.

## 독이란 무엇인가

엄밀히 말하면 독이란 존재하지 않는다. 내 몸이 독으로 인식할 뿐이다. 같은 음식도 과식을 하면 몸에 독이 되지만 적당히 먹으면 약인 것과 같다. 사실 우리가 아플 때 먹는 모든 약들은 원래 독이다. 부자는 강력한 독성을 띠고 있어 과거 사형집행의 수단이기도 했지만 소량만 사용할 때는 배탈을 고치는 약이었다. 곧 많이 쓰면 독이고 조금 쓰면 약이다.

세포 차원에서 이야기하면 세포가 좋아하는 것은 약이고, 세포가 싫어하는 것은 독이다. 세포의 질을 높이고 활동에 필요한 에너지로 변화되는 것은 약이고, 세포를 죽게 만들거나 에너지를 만들 때 과도하게 그을음을 발생시키는 것은 독이다.

인류는 긴 세월 동안 진화를 거듭하면서 온갖 독을 상대해 왔다. 그 과정에서 때로는 싸워 이기고 때로는 타협하며 독에 적응하였다. 그러나 세월이 흘러도 여전히 해결하지 못한 독이 있는 게 사실이며, 새로 생겨나는 독의 종류 또한 만만치 않다.

인체에 영향을 미치는 독은 크게 다섯 가지로 분류할 수 있다. 음식 독, 스트레스 독, 과로 독, 나쁜 환경으로 인한 독, 유전적 체질로 인한 독이 그것이다. 독이 인체에 병을 일으킬 때는 어느 한 가지만 작용하는 게 아니라 몇 가지 요인이 겹쳐 영향을 미치게 된다. 하나의 독은 다른 독과 서로 상호 연관을 맺고 있기 때문이다.

## 독소의 생성

일반적인 인간 생활      독이 쌓이는 나의 생활

다섯 가지 생활환경
음식
스트레스
과로
외부환경 영향
체질적 다양성

다섯 가지 생활 독소
음식 습관 독소
스트레스 독소
과로 습관 독소
외부환경 독소
유전적 체질 독소

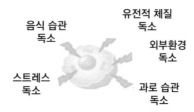

음식 습관
독소

유전적 체질
독소

외부환경
독소

스트레스
독소

과로 습관
독소

세포에 독소의 축적

## 독소의 네 가지 형태

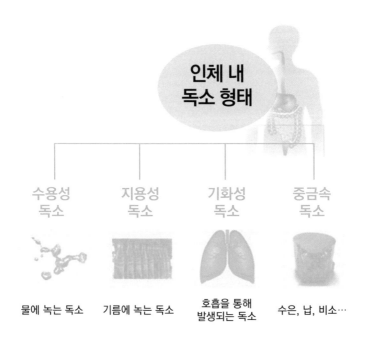

인체 내
독소 형태

수용성
독소

지용성
독소

기화성
독소

중금속
독소

물에 녹는 독소

기름에 녹는 독소

호흡을 통해
발생되는 독소

수은, 납, 비소…

# chapter 01

# 왜 사람만
# 병에 걸리는가

## 병은 다양한 원인에서 온다

# 1
# 만병의 원인, 음식 독

인류는 산업화 이후 과거와 비교할 수 없을 만큼 풍요로운 삶을 누리고 있다. 과학적 재배에 의해 풍족해진 식량으로 배고픔을 모르고 살게 되었다. 슈퍼마켓과 시장 가판대를 가득 채운 식품들, 거리에 늘어선 식당들은 우리가 얼마나 다양한 먹거리에 둘러싸여 있는지를 잘 보여 주고 있다.

하지만 이처럼 풍요로운 삶을 살고 있음에도 불구하고 인류는 병으로 고통받고 있다. 비만, 암, 당뇨, 고혈압, 아토피, 불면, 우울증 등 헤아릴 수 없을 만큼의 많은 병을 앓는다. 사람이 키우는 애완동물이나 가축도 마찬가지이다. 동물들 역시 사람이 앓는 것과 비슷한 병을 앓는다. 반면에 야생의 동물들은 약육강식의 생존경쟁 속에서 밀려나 죽는 경우는 있어도 병으로 죽는 일은 거의 없다.

## 음식 독은 거의 모든 병과 관련되어 있다

중국 신화에 보면 곡식을 먹지 않는 신선에 관한 이야기가 있다. 그는 "안개 낀 산에 거주하면서 정미(精微)하고 순수한 기로 자양"하는데 그 결과 구름을 타고 다닐 만큼 몸은 가뿐해지고 수명은 길어진다고 하였다. 동양의학은 '먹어서 생기는 병'을 '실증(實症)'이라 하여 혈액 내 악액질을 원인으로 지목하고 있다. 먹는 것만으로 혈액의 흐름에 문제가 생기고 이로 인해 병이 생길 수 있음을 지적한 것이다.

현 인류는 생체리듬을 무시한 식사, 과식, 폭식, 불규칙한 식사로 인해 위와 장에 과도한 부담을 안게 되었다. 이는 체내 소화효소의 낭비로 이어지고, 소화효소의 낭비는 시소 관계에 있는 대사 효소의 활동을 방해하여 각종 대사성 질환에 인체를 노출시키는 원인이 된다. 영양물질이 부족한 식사 역시 인체 면역력을 떨어뜨려 각종 대사성 질환과 면역계 질환을 불러들였으니 암을 포함하여 대부분의 병은 음식 독으로 인한 것이라고 해도 지나친 말이 아니다.

## 내가 먹은 음식이 나를 만든다

우리 몸을 구성하는 기본단위는 세포이다. 지구라는 생태환경 속에서 70억 인구가 먹고, 소화시키고, 배설하고, 생각하고, 자손을 낳고 살아가듯이 인체 내 1백조 개의 세포도 먹고, 소화시키고, 흡수하고, 배설하고, 생각하고, 자손을 번식시키며 자연 속의 인간과 똑같이 사회를 이루어 살아가고 있다. 그래서 인체를 소우주라고 한다.

우리가 먹는 음식은 식도를 타고 위, 소장, 대장을 거치면서 소화 과정을 밟게 된다. 소화란 고분자 화합물이 저분자화 되는 과정으로, 쉽게 말해 음식물이 아주 작게 변하는 것을 말한다. 잘게 분해된 음식물은 세포로 옮겨져 에너지로 전환되는 과정을 밟는다. 또한 우리가 섭취한 음식물은 세포가 자기복제를 통해 개체수를 늘리는 바탕이 된다. 우리가 어떤 음식을 언제, 어떻게 먹느냐에 따라 우리의 체질이 바뀌고 자손들의 건강이 결정된다는 것을 생각해 보면 올바른 식사법은 상당히 중요하다.

현대인의 식생활에 대해 이야기할 때 주로 무엇을 먹느냐에 집중되어 있다. 하지만 무엇을 먹느냐 하는 것만큼 중요한 것이 언제, 어떻게 먹느냐 하는 것이다.

## 언제 먹어야 하는가

음식을 먹을 때 놓치지 말아야 할 것이 시간성이다. 야식이 몸에 나쁜 것은 상식이고 그보다 더 나쁜 것이 생체리듬을 고려하지 않는 식사법이다. 우리 인체는 잠에서 깨어난 후부터 정오(열두 시)까지 배설의 리듬을 가지고 있기 때문에 이 시간에 무거운 식사를 하는 것은 좋지 않다. 밥과 국, 온갖 반찬을 곁들인 식사는 정오인 열두 시 이후에 하는 것이 바람직하며 오전에는 한 잔의 과일즙으로 하루를 여는 것이 좋다. 과일은 인체의 수분과 가장 유사한 물이며 탄수화물을 비롯하여 온갖 영양물질을 갖추고 있다. 생과일을 씹어 먹기보다는 착즙을 통해 얻은 자연산 과즙 쪽이 흡수율이 높다. 과일 가게 아저씨가 의사보다 더 많은 사람을 치료한다는 말이 있듯이 즉석에서 짠 과즙을 꾸준히 먹으면 보약이 필요 없을 정도이다.

## 어떻게 먹어야 하는가

어떻게 먹느냐 하는 문제에 있어 가장 명심해야 할 사항은 섞어 먹지 않는 것이다. 여러 가지 음식을 한꺼번에 섞어 먹으면 인체가 이를 소화시키는 데 상당한 부담을 안게 된다. 특히 궁합이 맞지 않는 것들끼리 섞어 먹게 되면 음식이 독으로 작용한다.

그런 의미에서 여러 가지 음식을 한꺼번에 차려 놓고 먹는 뷔페식은 권장할 만한 식사법이 아니다. 어쩔 수 없이 뷔페식을 할 경우에는 생선과 육류를 섞어 먹지 말아야 하며, 식사 마무리로 과일을 먹지 말아야 한다. 과일은 밥 대신 먹을 때 진정한 효과가 있다. 식후에 먹는 과일은 먼저 먹은 음식의 부패를 유발하는 나쁜 식품일 뿐이다.

## 무엇을 먹어야 하는가

무엇을 먹어야 하는지에 대해서는 따로 말하지 않아도 될 정도로 상식화되어 있다. 알려졌다시피 육식, 튀긴 음식, 인스턴트식품, 밀가루 음식, 가공식품, 익힌 음식은 몸에 좋은 음식이 아니다. 이런 음식은 구하기 쉽고 저렴하고 고소하다는 점 때문에 많은 사람들이 애용하지만 이로 인해 발생되는 문제는 간단하지 않다.

특히 가공식품의 경우 맛과 향, 색을 증진시키는 과정에서 온갖 화학 첨가물이 들어가게 된다. 이런 것들은 불과 오십 년 전이나 백 년 전에는 없던 것들이다. 자연계에는 존재하지 않는 것이기 때문에 인체는 이런 물질을 어떻게 처리해야 할지 몰라 대사에 혼선을 빚게 된다. 이로 인하여 세포들은 극심한 스트레스 상태에 놓이게 되고 이로 인해 세포 간에 교신이 끊기면서 알레르기, 자가면역질환, 백혈병, 암, 불임, 당뇨, 치매 등의 질병이 발생하게 된다.

또한 이러한 음식을 먹게 되면 우리의 배는 부르겠지만 세포까지 배가 부른 것은 아니다. 주 영양소만 들어 있을 뿐 부영양소는 현저히 부족하기 때문이다. 특히 불쏘시개 격인 효소가 부족하여 장내 부패가 발생하고, 장내 독소가 혈액으로 유입되어 간에 부담을 주는 일이 생기게 된다. 덜 소화된 영양분이 혈액 속을 떠다닐 경우 만성적인 소화불량, 변비, 감기, 만성피로 증후군 등의 증상을 앓게 되며, 성 기능이 급격하게 저하되어 불임의 원인이 되고 있다.

이러한 영양소 부족의 식품은 세포에게까지는 포만감을 주지 않기 때문에 과식을 부르기 쉽다. 과식은 세포의 과로를 초래하며 세포를 병들게 하고, 늙게 만들며 또한 세포의 재생과 치료를 막는다.

# 2
# 스트레스 독의 진정한 의미

동양의학은 전통적으로 화, 우울, 슬픔, 좌절, 불안, 두려움, 놀람 등 칠정(七情)으로 인하여 병이 온다고 보았다. 스트레스라고 하면 넓은 의미에서 정신적 스트레스는 물론이요, 육체적 스트레스 나아가 세포가 받는 스트레스까지 포함할 수 있다. 과거에는 굶주림에 대한 공포가 큰 스트레스였지만 현대에 와서는 오히려 지나친 음식 섭취와 영양 불균형으로 인한 인체 세포의 스트레스가 문제가 되고 있다.

## 마음의 상처가 병이 된다

인간 사회에서 스트레스는 아주 흔한 일이다. 세간에 『미움받을 용기』라는 책이 큰 인기를 얻은 것도 관계를 중심에 놓고 살아가는 인간 사회의 어려움을 잘 반영했기 때문이다. 한번 입은 마음의 상처는 화, 우울, 슬픔, 좌절, 불안, 두려움, 놀람을 유발하여 두고두고 정신 건강에 해를 끼치게 된다. 이러한 감정적인 자극은 정상 세포를 지속적으로 괴롭혀 병적인 돌연변이를 일으킨다. 또한 세포 내에 활성산소가 발생하여 세포는 영양부족 상태에 놓이게 된다.

상처가 지속적일 경우 자율신경이 균형을 잃게 되고, 호르몬에 불균형이 초래되어 조직에 병적인 변형이 오게 된다. 이로 인해 체내 항상성의 균형이 깨지면서 체온이 급격히 떨어지게 되는데 이는 만성질환, 악성질환의 원인이 된다.

## 음식으로 인한 세포의 스트레스

태초에 동물을 비롯하여 인간은 가공되지 않은 자연의 식재료를 먹었다. 지금도 동물은 야생에서 자라는 자연식품을 먹는다. 그래서 동물은 추위와 굶주림, 천적 등에 의해 생명의 위협을 받을지언정 인간이 걸리는 비만, 고혈압, 당뇨, 암과 같은 대사성 질환으로 고생하는 일은 없다.

식품을 가공하기 시작하면서 인간은 굶주림을 면했지만 그 대가로 각종 병을 얻게 되었다. 가공을 하면 할수록 인체는 이것을 소화시키는 데 애를 먹기 때문이다. 더욱이 가공 중에 첨가되는 화학 첨가물은 이전의 세포가 접해 보지 못한 것들이어서 인체는 이런 것을 소화시키지 못할 뿐만 아니라 세포는 이로 인해 극심한 스트레스에 시달리게 된다.

# 가공식품이란 무엇인가

가공식품에 대해 알기 위해서는 상대어에 주목할 필요가 있다. 가공식품의 반대말은 자연식품이다. 자연식품이란 미네랄과 영양소가 살아있는 토양에서 햇빛을 듬뿍 받고 자란 식품을 말한다. 요즘은 화학비료와 농약 살포로 인해 이런 토양을 찾기 힘들다.

일부 농가에서는 일정 기간 동안 퇴비 등의 유기비료를 이용하여 토질을 좋게 만든 후 자연의 영양이 살아 있는 식품을 생산하는데, 우리는 이것을 '유기농 식품'이라고 부른다. 유기농 식품의 핵심은 영양소이다. 유기농이라는 이름을 붙이려면 농약을 살포하지 않은 것만으로는 부족하다. 식품 스스로 햇빛, 비, 병충해와 싸워 이기는 동안 영양물질의 균형을 이루어야 한다. 이 모든 것을 거쳐야만 자연식품이라고 할 수 있다.

이에 비해 가공식품은 총 세 단계로 구분할 수 있다. 1차 가공식품은 합성화학비료, 농약, 항생제, 성장촉진제 등을 이용해 재배되거나 사육된 식품으로 대량생산 과정을 거쳐 마트와 시장에서 판매되는 곡류, 생과일, 생채소, 견과류 등의 총칭이다. 1차 가공식품의 특징은 인위적인 방법에 의해 재배되었으되 가열하지는 않은 것이라 할 수 있다.

2차 가공식품은 가열 처리된 통곡물로 현미밥, 보리밥, 찐 감자, 찐 고구마, 찐 옥수수, 익힌 어육류가 이에 해당된다. 우리가 현재 건강식품이라고 칭하는 것들이 이에 속한다.

3차 가공식품은 정제한 후 가열한 곡류로서 백미밥, 냉면, 국수, 흰 밀가루 빵 등을 일컫는 용어이다. 기타 통조림, 햄, 소시지 등 합성첨가물을 집어넣어 가공한 어육류, 조미한 견과류, 가공 정제된 식용유, 인스턴트식품이 여기에 해당된다.

식품을 가공하면 할수록 맛은 좋아지지만 영양적으로 불균형을 이루며 첨가물로 인해 세포가 스트레스를 받게 된다.

## 가공식품을 먹을 때의 규칙

되도록이면 가공되지 않은 자연식을 섭취하는 것이 몸에 이롭다는 것은 상식이다. 그러나 우리의 일상생활에서 자연식을 고집하는 일은 쉽지 않다. 어쩔 수 없이 가공해서 먹을 수밖에 없는데, 가공식품으로 인한 피해를 최소화하기 위해서는 몇 가지 지켜야 할 규칙이 있다.

첫째, 어육류를 먹은 뒤에 밥 등 탄수화물로 마무리하는 것은 삼가야 한다. 가장 좋은 것은 어육류를 먹을 때 생채소를 곁들여 먹는 것이다. 생채소에는 비타민, 미네랄, 효소, 피토케미컬 등 익힌 고기에는 부족한 영양물질이 풍부하게 들어 있다. 뿐만 아니라 익힌 음식의 소화를 도와 속을 편안하게 해주며 육류 섭취 시 음식 독을 제거하는 기능이 있다. 육류를 중심으로 한 회식 때 적용해 보면 다음 날 아침 개운함의 정도가 다르다는 것을 느낄 수 있다.

둘째, 2차·3차 가공식품으로 식사를 할 때에는 1차 가공식품을 먼저 먹어야 한다. 후식으로 과일을 먹게 되면 소화 시간이 길어지고 인체 내 이상 발효와 부패가 일어나게 된다.

셋째, 어류와 육류를 동시에 먹지 말아야 한다. 두 가지를 같이 먹으면 인체가 해독할 수 있는 범위를 초과하여 산패와 부패가 일어나게 된다.

또한 어육류는 하루 한 끼 이상은 먹지 말아야 한다.

넷째, 2차·3차 가공식품을 섭취할 때에는 물을 같이 먹지 말아야 한다. 소화효소가 희석되어 세포가 스트레스를 받게 된다. 물은 식후 세 시간이 지난 다음에 먹어야 한다.

다섯째, 아침 식사는 착즙한 과일 혹은 생과일로만 한다. 2차·3차 가공식품은 배설 위주로 작동되는 아침 시간의 생체리듬에 독이 된다.

---

지식융합

## 가공식품의 세 단계

- **1차 가공식품**: 합성화학비료, 농약, 항생제, 성장촉진제 등을 이용하여 재배되거나 사육된 식품이다. 마트와 시장에서 판매되는 곡류, 생과일, 생채소, 견과류 등이 이에 해당된다.

- **2차 가공식품**: 통곡물을 가열 처리한 식품으로 현미밥, 보리밥, 찐 감자, 찐 고구마, 찐 옥수수, 익힌 어육류 등이다. 현재 건강식품이라고 칭하는 것들이 이에 속한다.

- **3차 가공식품**: 정제한 후 가열한 곡류로 백미밥, 냉면, 국수, 흰 밀가루 빵 등을 일컫는다. 그밖에 통조림, 햄, 소시지 등 합성첨가물을 집어넣어 가공한 어육류, 조미한 견과류, 가공 정제된 식용유, 인스턴트식품 등이 이에 해당된다.

---

# 산소도 독이다

인간이 독 없이 살 수 있는 방법은 없을까? 불행하게도 그럴 수 있는 방법은 없다. 독은 우리가 살아 있기 때문에 필연적으로 받아들여야 하는 요소이다. 음식 독이나 스트레스 독, 과로 독, 외부환경 독처럼 생활 속에서 막대한 양이 들어오기도 하지만, 아무것도 안 하고 가만히 숨만 쉬고 있어도 독이 들어온다. 독이란 '세포가 생명현상을 만들어 내는 과정에서 필연적으로 발생되는 결과물'이기 때문이다.

산소는 우리가 섭취한 음식을 에너지로 만들기 위해 없어서는 안 될 존재이다. 서울의 대기 중 산소 농도는 20.5퍼센트이다. 이 농도가 19퍼센트 이하로 떨어지면 인간에게 치명적인 질환이 발생하게 된다. 설악산의 산소 농도는 22퍼센트 가량 된다. 설악산 콘도에서 자고 나면 머리가 씻은 듯 맑은 것은 산소의 농도가 높기 때문이다. 이처럼 좋은 환경에서는 같은 양의 술을 마셔도 덜 취하고 같은 양의 일을 해도 덜 피곤하다. 1.5퍼센트의 차이가 사람을 살리기도 하고 죽이기도 하는 것이다.

이처럼 산소는 만물을 살리고 키우는 생명의 근원이지만 부정적으로 작용할 때는 독이 된다. 세포 내 미토콘드리아는 산소를 이용하여 에너지를 만드는데 이 과정에서 유해 산소 즉 그을음이 생성된다. 이 유해 산소는 나름대로 역할이 있어서 체내에 침투하는 유해 균을 죽이는 역할을 한다. 문제는 세포가 만들어 내는 유해 산소의 양이 막대할 경우 세포막과 단백질을 무차별적으로 공격한다는 것이다.

세포가 유해 산소에 노출되면 노화가 촉진되고 암 등 심각한 질병이 유발된다. 사과를 잘라 공기 중에 두면 갈색으로 변하는데 이것을 산화라고 한다. 이런 현상이 몸속에서도 일어나는 것이다.

물론 우리 몸에는 이런 유해 산소를 제거하는 SOD라고 하는 효소가 존재한다. 하지만 이러한 효소가 활성화되려면 영양물질인 비타민과 미네랄이 꼭 필요하다. 영양물질이 부족할 경우 혹은 유해 산소의 양이 막대할 경우 어쩔 수 없이 몸에 문제가 생기게 된다. 이러한 이유로 질병의 완전한 치료를 위해서는 서양의학, 동양의학 외에 영양학이라는 분과를 추가하지 않을 수 없다.

# 3
# 현대인에게 흔한 과로 독

동양의학에서는 노권(勞倦)이라 하여 지나친 노동과 싫증 나는 일이 병을 일으킨다고 하였다. "뼈 빠지게 일해서 등골이 휜다"라는 말처럼 과거 우리 조상들은 과도한 노동에 시달린 끝에 각종 질병을 앓았다. 인간은 기본적으로 직립보행을 하기 때문에 두부의 무게를 고스란히 떠안고 살아야 한다. 이러한 신체적 구조로 인해 인간은 늘 척추에 부담을 안고 살아갈 수밖에 없다. 과로 독이 나쁜 것은 척추의 불균형을 유발하여 신체 밸런스를 망가뜨리기 때문이다.

기계문명이 발달하고 정보화 시대가 되었음에도 많은 사람들이 과로 독으로 고통받고 있다. 과로 독의 범위는 상당히 포괄적이어서 과한 노동은 물론이고 과식 등 모든 지나친 것을 포함하고 있다. 심지어 지나치게 이완되어 있는 상태도 과로 독이다.

## 아침의 과식이 과로 독을 부른다

과로 독은 모든 지나친 것을 의미하기 때문에 넓게 보면 음식 독으로 분류되는 과식도 과로 독에 포함시킬 수 있다. 많은 음식을 소화시키기 위해 인체 에너지가 과다하게 사용되기 때문이다.

과식으로 인한 음식 독을 줄이기 위해서는 최근 많은 지지를 얻고 있는 내추럴 하이진(Natural Hygiene) 식사법을 참조할 필요가 있다. 식물성 식품(Plant Food)을 먹고, 식품 전체(Whole Food)를 먹고, 날것(Raw Food)을 먹는 것이 주요 내용으로 여기서 가장 중요한 것은 시간성이다. 앞에서도 잠깐 언급했지만 하루 스물네 시간을 삼등분하였을 때 인간의 생체리듬은 새벽 네 시부터 정오인 열두 시까지를 배설 시간으로 인식한다는 것이다. 이 시간에 무거운 음식을 먹게 되면 소화 흡수에 상당량의 에너지가 들어가기 때문에 몸에 무리가 오게 된다.

아침 시간에는 물이나 과즙 외에는 아무것도 먹지 않는 것이 좋다. 과일을 압착하여 짠 주스는 체내 소화효소의 낭비를 막고 영양물질을 충분히 공급해 주어 과로 독을 최소화시키는 효과가 있다.

## 부족한 잠이 과로 독을 양산한다

한편 인체의 생체리듬은 밤 열 시부터 새벽 네 시까지를 잠자는 시간으로 인식한다. 이 시간에 인체는 스스로를 복구하는데 다친 부분을 고치고, 구부러진 곳을 펴고, 구멍 난 곳을 막는다. 우리가 잠을 자는 동안 몸에서는 성장호르몬이 분비된다. 성장호르몬은 다른 말로 복구 호르몬이라고도 한다. 이 시간에 복구 호르몬이 분비된다는 것은 큰 의미를 지닌다. 일찍 잠자리에 들지 않으면 아이들의 키가 자라지 않고 노인의 경우 노화가 심화된다.

또한 일찍 잠자리에 드는 것도 중요하지만 푹 자는 것도 중요하다. 인체는 깊은 잠을 자는 동안 낮 동안 손상된 중추신경계를 회복시키는 작업을 한다. 중추신경계는 말초신경계와 연결되는 신경 계통의 일부로 신경의 정보를 제어하고 해독하는 역할을 한다. 숙면을 취하지 않으면 인체는 심각한 불안정 상태에 빠지는데 이것은 바로 손상된 중추신경계가 제대로 회복되지 않았기 때문이다. 그리고 푹 자야 세포도 바이러스와 싸울 준비를 할 수 있다. 세포는 우리가 잠든 동안 면역의 열쇠인 항체를 생산하기 때문이다. 그밖에 다친 세포를 치료하고 재생하는 일도 자는 동안 이루어진다.

인체는 잠자는 동안 낮에 학습된 정보를 재정리하여 불필요한 것은 버리고 중요한 정보는 기억 창고에 저장한다. 또한 불쾌하고 불안한 감정들은 꿈을 통해 해소하여 아침에는 상쾌한 기분을 가지도록 해준다. 그러나 잠이 부족할 경우 인체 세포는 위와 같은 치료 과정을 밟을 수 없기 때문에 과로 독을 몸 안에 쌓아 둘 수밖에 없다.

## 과로는 척추의 불균형을 유발한다

인간은 직립보행을 하기 때문에 필연적으로 척추에 상당한 부담을 안고 살아가게 된다. 척추는 자율신경의 통로로 내부 장기의 면역력, 항상성과 관련이 깊다. 과로로 인해 척추가 휘거나 척추관절의 연골이 손상되게 되면 척추신경의 기능이 저하된다. 이로 인해 각종 장기로 가는 혈액 공급에 차질이 생기며 자율신경 및 호르몬 기능이 떨어진다.

척추 안에는 뇌의 중추신경인 척수(spinal cord)가 지나는데 척수에서 시작된 신경뿌리(root)에서 뻗어 나온 신경다발(branch)이 몸 전체를 지배하게 된다. 그렇기 때문에 척추가 불균형 상태에 놓일 경우 자율신경계에 이상이 생겨 교감신경과 부교감신경 조절에 장애가 발생된다.

특히 경추 1번, 2번, 3번, 4번의 신경 뿌리는 바로 뇌신경과 연결되어 후두골 두피, 안면신경 등과 통한다. 그렇기 때문에 과로를 하게 되면 경추부(목 뒷부분)가 뻣뻣해지면서 경추 내의 척수신경에 압박이 가해진다. 심할 경우 심장병이 생기는 등 장기 전체에 부정적인 영향을 미치는 것이다.

만약 눈이 침침하고 턱 관절에 통증이 있고 귀에서 이명이 들린다면 척추 이상을 의심해야 한다. 이런 경우에는 자기공명단층촬영장치(MRI) 사진을 찍어도 잘 나타나지 않는 것이 보통이다.

척추를 단지 등뼈, 목뼈, 허리뼈로 이해해서는 안 되는 이유이다.

# 4
# 외부환경 독소로부터 병이 온다

외부환경이란 우리에게 직접적으로나 간접적으로 영향을 주는 자연적 조건이나 사회적 상황을 말한다. 중국 후한 시대의 장중경이 지은 『상한론』은 외감성 질병에 대해 다루고 있는데 외감성 질병이란 외부에서 사기(邪氣)가 들어와 걸리는 질환을 일컫는 용어이다. 지금으로 보면 바이러스 질환을 비롯한 감염성 질환이 이에 해당된다.

과거에는 외부환경 독이라고 하면 추위나 더위 같은 기후 변화를 일컫거나 한 마을을 죽음의 공포로 몰아넣는 전염병 같은 것을 의미했다. 하지만 현대에는 더 많은 외부환경 요인이 우리의 건강을 위협하고 있다.

## 산업의 발달로 인한 외부환경 독

현대에는 중국에서 날아오는 미세먼지, 자동차 배기가스 등의 공해물질이 인체의 면역력을 떨어뜨려 우리를 면역성 질환에 노출시킨다. 이런 것이 기후 변화보다 더욱 중요한 외부환경 요인으로 꼽힌다. 그밖에 온갖 전자제품에서 발생되는 전자파, 과일과 채소류에 무분별하게 살포되는 농약, 어패류에 함유된 수은, 납, 비소 등의 중금속 오염도 외부환경 독으로 분류할 수 있다.

가정에서 사용하는 화석연료, 담배연기, 건축자재에서 뿜어져 나오는 화학물질 등도 외부환경 독에 포함된다. 석유를 합성하여 만든 향수, 방향제, 합성향료 등 대기를 오염시키는 물질로 인해 인체 호르몬계가 교란된다면 이것도 외부환경 독으로 봐야 한다. 주로 이러한 인자는 비감염성 질환과 관련이 깊은데 인체 깊숙이 잠복하고 있다가 인간을 서서히 죽음으로 몰고 간다는 데에 그 위험성이 있다.

## 세균성 독감이 우리를 위협한다

유행성 독감, 조류 독감, 사스, 신종 인플루엔자는 물론이고 전 국민을 공포에 빠뜨렸던 중동호흡기증후군(메르스) 역시 오염된 공기를 통해 전염되므로 외부환경 독으로 분류할 수 있다.

세균에 의한 호흡기 질환은 서양에서 말하는 감염성 질환으로 바이러스가 몸에 침투하여 생기는 병이다. 그밖에 사고로 인하여 상처 부위가 감염되거나 피부와 뼈가 상하는 경우, 타박으로 생기는 어혈도 외부환경 독으로 분류할 수 있다.

# 바다 오염으로 인한 어패류의 수은 중독

몇 년 전 일본의 후쿠시마에서 유출된 방사선으로 인해 바다가 오염되었고 그것은 지금까지도 전 지구적인 문제가 되고 있다. 우리가 먹는 명태의 경우 러시아산이라고 표기되어 있지만 사실은 러시아 배들이 일본에 가서 잡아 온 생선이 상당수 포함되어 있다고 한다. 우리가 이런 것을 먹을 경우 자신도 모르는 사이에 방사선에 피폭되는 일이 생긴다.

이밖에도 살충제, 산업 폐기물, 오·폐수 등에서 흘러나온 화학물질과 중금속으로 분류되는 수은, 납, 비소가 바다를 오염시키는 주범으로 지목되고 있다. 특히 수은은 메틸 수은의 형태로 물에 잘 녹고 소화기관에서 흡수가 잘되어 바다 생태계에서 생물학적 농축을 일으키는 것으로 알려져 있다.

보통 생선은 오메가3 지방산이 풍부하여 심혈관계 질환을 줄일 수 있고 기억력, 두뇌발달에 도움이 되는 좋은 식품이다. 하지만 중금속(특히 수은)에 오염된 생선을 먹는다면 건강에 도움이 되기는커녕 심각한 질병에 걸릴 위험이 크다.

## 식품의약품안전처의 참치 섭취량 권장기준 마련

|  | 참치캔 | 참치 |
|---|---|---|
| 안전 섭취량 | 400g / 1주일(中크기 2개 반) | 100g 이하 / 1주일 |
| 참치 종류 | 가다랑어류(크기가 작다) | 다랑어류(크기가 크다) |
| 수은 함량 | 수은 축적량 낮음 | 수은 축적량 높음 |

# 수은 오염도가 낮은 생선과 높은 생선

| 수은 오염이 낮은 어패류 | 수은 오염이 높은 어패류 | 수은 중독 증상 |
|---|---|---|
| 멸치 | | |
| 메기 | | |
| 조개 | | 자가면역질환 |
| 꽃게 | 민물농어 | (염증성 장질환, |
| 민물가재 | 넙치 | 다발성경화증, |
| 민어 | 은대구 | 류머티즘 관절염, |
| 가자미 | 바닷가재 | 루푸스) |
| 정어리 | 아귀 | 유산과 불임 |
| 굴 | 홍어 | 어지럼증 |
| 연어 | 도미 | 집중력 부족 |
| 가리비 | 참치(눈다랑어) | 수면 방해(불면증) |
| 새우 | 청새치/황새치 | 방향감각 상실 |
| 오징어/한치 | 옥돔(대서양) | 기억력 감퇴 |
| 대구 | 고래 | 지적 능력 저하 |
| 갈치 | 상어 | 정서 불안 |
| 고등어 | 양식장 물고기 | 청력, 시력 저하 |
| 명태 | 고등어(스페인, 걸프만) | 피부염, 부정맥 증상 |
| 조기 | | 폐렴 유발 |
| 민물송어 | ※크기가 큰 생선 | 손발 저림 |
| 청어 | (먹이사슬 최종 생선 : 농축 ↑) | 언어장애 |
| 참치캔 | | |

※크기가 작은 생선

〈참고 Natural Resource Defence Council〉

## 중금속에 오염된 신체를 살리기 위해서는 다음과 같은 실천이 필요하다

| | 방법 | 실천 |
|---|---|---|
| 1 | 수은 중독 줄이기 | 중금속이 들어 있다고 생각되는 음식을 적게 먹거나 피한다.<br>예) 생선을 먹을 때는 큰 고기보다 작은 고기를 먹는 것이<br>수은 섭취를 줄이는 방법이다. |
| 2 | 중금속의 체내<br>흡수율을 낮추는<br>식품의 섭취 | 식이섬유가 많은 칼슘 식품 : 고구마줄기, 무말랭이,<br>말린 토란, 시금치 등<br><br>황이 많이 들어 있는 식품 : 마늘, 양파, 부추, 양배추<br><br>해조류(알긴산 성분이 노폐물 배출) : 다시마, 미역, 파래 등 |
| 3 | 중금속 배출하기 | 대변, 소변, 호흡, 땀을 통해 중금속 배출 : 걷기 운동 |

# 5
# 유전적 체질에서 오는 병

동의보감 시대에는 등장하지 않지만, 다섯 가지 병의 원인의 마지막 순서로 이제마 선생이 제기한 '유전적 체질 독'을 추가할 수 있다. 흔히 유전병이라 불리는 것으로 허약체질이나 가족력이 이에 해당되는데 부모가 앓는 병을 그 자녀도 앓는다면 유전적 체질 독으로 볼 수 있다. 하지만 여기서 우리가 오해해서는 안 되는 것이 있다.

## 게놈이 모르는 것

현대 과학은 생로병사의 비밀을 파헤치기 위해 '게놈(genom) 프로젝트'라는 대대적인 연구를 시행하였다. 게놈이란 유전자(gene)와 염색체(chromosome)의 두 단어를 합성해 만든 용어이다. 모든 생물의 세포에는 핵이 있고 핵 속에는 일정한 수의 염색체가 있으며, 염색체 안에는 부모로부터 물려받은 유전정보를 가진 핵산(DNA)이 있어 인간의 형질을 결정한다는 이론이다.

인류는 인간 유전자의 비밀만 밝혀내면 모든 질병에 대처할 수 있으리라는 긍정적인 생각으로 2만 5천 개의 유전자를 해독하는 '유전자 지도'의 작성에 돌입하였다. 하지만 모든 프로젝트가 완료된 지금도 암은 물론이고 간단한 질병마저 해결하지 못하고 있다.

결론적으로 게놈 프로젝트는 실패했다고 볼 수 있다. 많은 사람들이 사주팔자, 사상체질 등 타고난 형질에 의거하여 건강과 수명을 점치고 있지만 실제로는 선천적으로 타고난 요소는 생각보다 우리 삶에 큰 영향을 미치지 못한다.

이에 최근 들어 '후성유전학'이 큰 지지를 얻고 있다. 후성유전학(epigenetics)이란 핵산(DNA)의 염기 서열이 변화되지 않는 상태에서 유전자 발현을 연구하는 학문이다. 즉 발생 과정이 끝난 성체에서 유전자가 어떻게 변화되는지 확인하고 그 결과를 토대로 질병 치료의 길을 찾는 것이다. 후성유전학이 의미가 있는 것은 우리를 둘러싼 생활환경 특히 음식에 의해 유전자가 바뀔 가능성을 보여 주기 때문이다.

정리하면 후성유전학이란 나의 생활이 내 세포에 기억되어, 자손에게 유전된다는 이론이다.

## 인류가 과일을 주식으로 했다는 증거

인류와 가장 가까운 동물인 영장류는 생리기능에 있어 우리와 98퍼센트가 일치한다고 한다. 인간과 차이가 있다면 온몸에 털이 있다는 것과 인간에 비해 지능이 약간 떨어진다는 것 정도이다. 해부학적으로 볼 때 생체구조, 소화기관, 순환기 외 모든 대사 기능은 똑같다.

오랑우탄, 고릴라의 식습관을 보면 과일이 주식임을 알 수 있다. 약간의 동물성 식품이라면 개미를 먹는 정도이다. 이런 점으로 미루어 보아 인간의 생체구조도 과일이나 채소를 섭취하는 데에 가장 적합하도록 설계되었을 가능성이 높다.

실제로 우리가 태고 때부터 과일을 주식으로 삼아 왔다는 사실은 성경을 비롯하여 인류학, 고고학, 해부학, 역사학 등에서 증명되고 있다.

## 아침은 과일즙으로

과일을 먹어야 건강을 지킬 수 있다는 사실은 몇몇의 의학자만이 정한 이론이 아니다. 영장류를 통해서도 알 수 있듯이 과일이 우리 몸에 적합한 식품이라는 사실은 이미 우리 유전자에 새겨져 있다.

여러 번 강조했듯이 아침은 배설의 시간이다. 이 시간이 되면 인체는 땀, 소변, 대변 등 노폐물을 밖으로 내다 버린다. 자고 나면 입 냄새가 심하게 나는데 이것은 아침 시간이 독소 배출의 시간이기 때문이다. 아침 시간에 무거운 식사를 하게 되면 배설이 원활하게 되지 않아 세포 내 독소가 정체될 가능성이 높다.

아침 식사로 가장 적당한 것은 과일즙이다. 이때 고속 칼날이 달린 믹서기는 열이 발생하여 식품을 산패시키므로 저속 착즙기로 짜 먹거나 강판에 갈아먹는 것이 좋다.

이러한 식사법의 장점은 소화에 투입될 에너지를 아껴 생체 내의 정화 작용에 충당한다는 점이다. 몸속을 청소하는 가장 필요한 물질은 바로 수분이다. 과일 속 수분은 살아 있는 물이기 때문에 소화효소를 거의 소비하지 않는다. 과일의 에너지 전환효율(轉換效率)은 90퍼센트나 된다. 즉 과일이 소화되기 위해서는 단지 10퍼센트의 에너지만이 사용된다는 것이다. 쌀의 경우에는 자체적으로 30퍼센트를 소비하고, 고기는 에너지를 70퍼센트나 투입해야 한다.

나는 임상을 통해 아침을 과일즙으로 바꾼 뒤 건강을 찾은 사람을 수없이 보아 왔다. 달콤한 음식이 당뇨 환자에게 악영향을 끼친다는 속설과 달리, 아침의 과일즙은 혈당치를 떨어뜨리고 적정한 체중을 유지시키는 효과를 발휘하였다.

## 나쁜 음식이 유전자를 망가뜨린다

음식과 유전자의 연관성에 관하여서는 미국의 내과의사 프랜시스 포텐거 박사의 고양이 실험이 유명하다. 포텐거 박사는 고양이를 두 개 조로 나누어 한쪽에는 정상적인 음식(생식, 자연식)제공했고, 다른 쪽에는 나쁜 음식(통조림, 가공식품)을 주어 사육했다.

정상적인 음식을 먹고 자란 고양이들은 2세대, 3세대는 물론 그 이후까지 건강상에 문제가 없었다. 그러나 나쁜 음식을 먹고 자란 고양이들은 2세대에서부터 발육이 뒤떨어지고 질병에 취약한 모습을 보였다. 3세대에 이르러서는 몸을 잘 가누지 못하거나 중심을 못 잡는 등의 장애가 나타났으며 사회성도 눈에 띄게 떨어졌다. 4세대째에 이르러서는 암 등, 악성질환과 불임으로 인해 실험을 계속할 수 없을 정도였다.

　요즘 어린 아이들의 정서 불안이나 이상 행동도 그릇된 식생활이 원인일 확률이 높다. 이들을 그대로 방치할 경우 3세대, 4세대에 이르러서는 더 큰 문제가 생길 수도 있음을 기억해야 한다. 이와 같은 문제를 해결하는 데 있어 약은 큰 위력을 발휘하지 못한다. 포텐거 박사는 병든 고양이를 대상으로 좋은 음식을 주는 실험도 벌였는데 2세대, 3세대, 4세대를 거치면서 정상을 찾아가는 것을 알 수 있었다.

　고양이 실험은 우리에게 아주 중요한 단서를 제공해 준다. 체질적 유전의 열쇠는 음식이 쥐고 있다는 사실이다. 건강한 음식을 먹으면 건강한 자식을 낳고, 나쁜 음식을 먹으면 병약한 자식을 낳으며, 나쁜 습관이 나쁜 유전자를 만든다. 우리가 말하는 유전병이라는 것은 조상이 나쁜 음식을 섭취하여 후대에 병을 물려준 것이라고 봐야 한다. 섭생을 통한 치유에 관해서는 뒤에서 자세하게 이야기하기로 하고 결론적으로 음식으로도 개선이 안 되는 진짜 유전병은 많지 않다는 것이다.

## 인류가 과일을 주식으로 했다는 다섯가지 근거

1. **과일은 우리 몸에 적합한 물로 되어 있다.**

   우리 몸은 수분이 70퍼센트 이상을 차지하는데 과일 속 수분은 체액과 유사하여 많이 먹어도 부작용이 없다.

2. **과일은 우리 몸이 필요로 하는 좋은 당이 풍부하다.**

   당은 오랫동안 인류가 에너지원으로 삼아 왔다. 정제 탄수화물에 비해 생과일은 체내 그을음을 적게 발생시켜 세포 노화를 방지한다.

3. **과일은 생명의 불꽃인 효소가 풍부하다.**

   효소는 곧 삶의 기운이요, 생명력이다. 과일을 익히지 않은 상태에서 먹게 되면 소화, 대사, 면역, 항균, 항염 등에 필수적인 영양소를 보존할 수 있다.

4. **과일은 신체 면역력을 높여 주는 성분이 풍부하다.**

   과일에 든 비타민, 미네랄, 피토케미컬은 다친 세포를 치료하고 우리 몸이 산화되는 것을 막아 준다. 과일과 채소는 NK세포, 림프구 등 면역 세포가 특히 좋아하는 식품이다.

5. **과일과 채소는 신체를 약알칼리성으로 유지시킨다.**

   생과일과 생채소는 알칼리 식품으로 체내에서 유산균을 증식시켜 장내 환경을 좋게 만들며 혈액을 약알칼리 상태로 만들어 준다.

# chapter 02

# 음식이 세포를 살리고,
# 세포가 살아야 병이 낫는다

# 1
# 세포란 무엇인가

세포는 생명체를 구성하는 가장 작은 단위이다. 달걀처럼 세포 하나의 크기가 아주 커다란 것도 있지만 대부분의 세포는 10마이크로미터 이내로 사람의 눈으로는 확인할 수 없을 만큼 작다. 이것이 1백조개 가량 모여 인체를 구성하게 된다.

세포 안에는 인체의 설계도를 보관해 둔 DNA가 있어서, 자손에게 인체의 유전자 정보를 전해 주는 일을 한다. 세포는 자신의 유전자 정보가 담긴 지도를 만방에 퍼뜨리기 위해 투철한 생존의 경주를 펼친다.

## 에너지 발전이 일어나는 장소, 세포

생물이 생명을 유지한다는 것은 매우 신비로운 현상인데, 이는 세포 안에서 일어나는 화학작용 때문이다. 공장이나 실험실에서 진행하면 단순한 화학실험일 뿐이지만, 세포 안에서 일어나면 '생명 유지'라는 신비한 현상으로 나타나게 된다. 세포가 살아 있으면 생명체도 살아 있는 것이고 세포가 죽으면 생명체도 죽은 것이다.

세포는 잠시도 쉬지 않고 일을 한다. 1백조 개나 되는 세포 하나하나에는 생명 유지에 필요한 시스템이 거의 완벽하게 들어 있다. 즉 먹고 소화시키고 흡수하고 배설하고 번식하는 등, 인체의 생명 유지 과정과 똑같은 시스템이 세포라는 작은 단위 안에 전부 들어 있는 것이다.

특히 인체는 먹고 마시고 뛰고 잠들기 위해 많은 양의 에너지를 필요로 하는데, 세포 안에는 지구상에 존재하는 그 어떤 것보다 뛰어나고 완벽한 발전소 시설이 들어서 있다. 세포는 '음식'을 이용하여 화력발전을 하고 '물'을 이용하여 수력발전을 한다.

## 음식물로 인한 그을음이 세포를 병들게 한다

우리가 먹은 음식은 식도를 타고 위, 소장, 대장을 거치면서 소화 과정을 밟게 된다. 잘게 분해된 음식물은 세포 안의 두 장소, 세포질과 미토콘드리아로 옮겨져 에너지로 전환되는데 두 장소는 각기 다른 발전 시스템을 가지고 있다.

체내에는 세포질과 미토콘드리아라는 발전소가 있고 그곳에서는 연료를 태워 에너지를 만드는 일을 한다. 세포질에서는 탄수화물만을 이용한 단순한 발전이 일어나는 반면에 미토콘드리아는 탄수화물 외에 지방, 단백질 등을 태워 복잡한 에너지를 만든다.

세포질에서는 산소를 사용하지 않고 발전을 하기 때문에 아주 소량의 에너지만 생산할 수 있다. 세포질에 존재하는 에너지 공장을 '해당계'라 부른다.

반면 '미토콘드리아계'에서는 음식 외에도 산소를 끌어다가 대규모의 발전을 한다. 세포 내 미토콘드리아는 영양물질인 유기물과 호흡을 통해 얻은 산소(O)를 결합시켜 물과 이산화탄소를 만들어 내는데 이러한 과정에서 많은 양의 에너지가 생성된다.

생산된 에너지의 양이 막대한 만큼 미토콘드리아계는 발전 과정이 복잡하고 시간도 많이 소요된다. 그래서 에너지가 급하게 필요할 때는 산소가 필요 없는 해당계에 도움을 요청하게 된다. 순발력을 요하는 일에는 해당계의 에너지가, 꾸준한 작업에는 미토콘드리아계의 에너지가 사용된다고 보면 된다.

음식은 화력발전소에서 사용하는 화석연료와 비슷하다. 화석연료는 화력이 좋기는 하지만 그을음을 많이 발생시킨다는 단점이 있다. 체내에 그을음이 발생하면 비만, 당뇨, 고혈압, 고지혈증, 우울증, 다발성 경화증, 알츠하이머병, 파킨슨병, 암 등 다양한 질환이 나타나게 된다.

인체는 음식으로 인해 생존이 가능하지만 에너지를 만드는 과정에서 필연적으로 이런 찌꺼기를 남기기 때문에 병에 걸리는 것이며 죽음에 이르는 것이다.

# 세포는 수력발전을 통해 전기에너지를 만들어 낸다

반면 그을음이 거의 없는 에너지원도 있다. 바로 물이다. 우리가 일상생활에서 전기를 에너지로 사용하듯 인체도 전기적 신호를 이용하는데, 세포는 물을 이용해 이런 신호를 만들어 낸다. 인체의 모든 세포는 세포막을 경계로 양전하와 음전하가 분리되어 있는 세포막 전위를 가진다. 이 과정에서 나트륨 이온과 칼륨 이온이 세포 안팎으로 이동하면서 전위차를 발생시키고 이는 전기적 신호로 전환된다.

세포가 정상적인 수력발전을 하기 위해서는 나트륨과 칼륨의 균형이 매우 중요하다. 어느 하나가 적거나 많으면 이온들은 정상적으로 이동할 수가 없어 전기에너지 생산에 좋지 않은 영향을 미치게 된다. 전기에너지의 흐름이 나빠지면 자율신경계에 이상이 생기는데 눈꺼풀이 떨리고 쥐가 나는 등의 경미한 근육 경련에서부터 소화, 감정 처리 등 인체 전반에 부정적인 영향을 미치게 된다.

우리가 알아야 할 것은 칼륨과 나트륨이 이온화되려면 물에 녹아야 한다는 사실이다. 물에는 미네랄이 고유의 화학적, 물리적 성질을 가질 수 있도록 돕는 기능이 있다. 아무리 음식을 골고루 먹는다고 해도 물이 부족하면 나트륨과 칼륨이 가진 장점을 활용하기 어렵다.

과일과 채소는 전기에너지의 기초 원료인 칼륨과 나트륨이 균형 있게 들어 있어 몸에 이로운 식품이다. 칼륨과 나트륨이 이온화된 상태로 녹아 있기 때문에 우리 몸이 흡수하는 속도도 빠르다. 인체가 과즙과 채소즙을 저항 없이 받아들일 수 있는 것은 식물이 한번 흡수하여 소화시킨 수분이기 때문이다. 이런 이유에서 인체 내의 수분과 구조가 유사하기 때문에 충분히만 섭취한다면 물을 따로 먹을 필요가 없다. 또한 과즙과 채소즙에는 나트륨, 칼륨과 같은 미네랄 외에도 비타민, 효소, 피토케미컬이 골고루 들어 있어 좋은 영양원이 된다.

미국은 근래 들어 하루의 나트륨 섭취량을 1천 밀리그램까지 낮췄다. 이에 비해 우리나라 사람은 약 3천 밀리그램의 소금을 섭취하고 있다. 음식 테라피의 선구자인 거슨 박사는 나트륨 과잉이 에너지 생산에 해를 미칠 뿐만 아니라 세포 내 여러 가지 문제를 야기한다는 이유로 환자에게 전혀 소금을 주지 않았다. 과일과 채소 속의 나트륨만으로도 충분하기 때문이다.

우리 인체는 성능 좋은 하이브리드 차와 같다. 전기에너지와 화력 에너지를 동시에 사용함으로써 생명 활동을 극대화시키고 수명을 최대한 연장시키도록 설계되어 있다. 인체는 그냥 놔두어도 스스로를 관리하는 방향으로 나아간다. 우리가 할 일은 세포가 하는 일을 방해하지 않는 것이다.

## 세포로 이야기하자

서양의학은 일찌감치 현미경이라는 수단을 통해 눈에 보이지 않는 세균의 존재를 파악해 왔다. 과거에는 위생시설이 낙후되어 한번 전염병이 돌면 마을 인구의 반이 사망했다. 그러나 현미경의 발명으로 서양의학은 전염병의 원인이 세균이라는 것을 밝혀내었을 뿐만 아니라, 페니실린이라는 강력한 항생제를 개발하여 세균에 대처하였다. 이런 이유에서 세균은 병을 판단하는 기준이 되었다. 서양의학은 세균이 눈에 보이면 '감염성 질환'으로, 세균이 눈에 보이지 않으면 '비감염성 질환'으로 분류하고 있다.

반면 세균을 눈으로 볼 수 없었던 동양의학은 병을 일으키는 원인이 인체 바깥에 있는지 아니면 내부에 있는지의 차이로 해석했다. 병을 일으키는 원인이 밖에 있는 것을 '외인'이라 하였는데 이는 서양의학의 감염성 질환에 상응되는 말이다. 반면 음식을 잘못 먹거나 스트레스로 인한 질병이 올 경우 '내인'이라 하여 외인과 다른 처방을 했다. 동양의학의 내인은 서양의학의 비감염성 질환을 일컫는 용어이다. 이처럼 용어 사용에 차이가 있을 뿐 동양의학이나 서양의학이나 병의 원인을 바라보는 관점에 있어서는 다를 것이 없다.

'약식동원(藥食同原, 약과 음식은 근원이 같다)'이라는 말처럼 동양의학은 오래전부터 섭생을 중요하게 생각해 왔다. 음식은 우리 몸의 치료제이자 세포의 근원으로, 음식을 먹는다는 것은 세포에 영양을 공급하여 활동에 필요한 에너지를 얻는다는 의미가 포함되어 있다. 또한 세포는 음식을 통해 유익한 영양물질을 받아들여 면역력을 키우고 스스로를 재생, 치료하는 일을 한다.

동양의학은 음식을 중요하게 생각해 온 만큼 세포를 들여다보는 일을 게을리해서는 안 될 것이다. 또한 서양의학도 내가 먹은 음식이 곧 세포가 된다는 점을 명확히 인식하여 약물에만 의존하는 태도를 버려야 한다.

## 우사인 볼트와 이봉주의 차이

우사인 볼트는 자메이카에서 태어난 육상 단거리 선수로 남자 1백 미터, 2백 미터 세계기록 보유자이다. 1백 미터 단거리 선수는 숨을 참고 달리기 때문에 산소 없이 에너지를 만들게 된다. 즉 해당계 시스템에 해당하는 근육인 백근을 사용한다.

물고기로 치면 가자미, 넙치, 도미가 백근이다. 이들 흰살 생선은 바다에 가라앉아 있다가 먹이가 나타나면 잽싸게 달려들어 낚아채기 때문에 해당계 에너지를 이용하게 된다. 동물 중에서는 사자와 닭이 백근이다. 닭고기를 보면 헤모글로빈 색소가 들어 있지 않아 색이 하얗다.

반면 인간이 4백 미터 이상의 거리를 달리게 되면 50초에 가까운 시간이 흐르면서 인간의 한계로는 더 이상 숨을 참을 수 없는 상태가 된다. 여기서부터는 산소가 필요한 적근을 사용해야 한다.

마라톤 선수는 긴 거리를 꾸준히 달려야 하므로 미토콘드리아계 근육인 적근이 발달되어 있다. 물고기 중에서는 장시간 긴 거리를 헤엄쳐야 하는 고등어, 참치 등이 적근이다.

육상 선수 중 단거리, 장거리를 둘 다 잘하는 선수가 없는 것은 각기 사용되는 근육이 다르기 때문이다. 단거리 선수인 우사인 볼트는 장거리에 약하고, 마라톤 선수인 이봉주는 단거리에 약하다.

인간은 어려서는 해당계 에너지를 사용하기 때문에 몸놀림이 빠르고 부산스럽다. 하지만 나이가 들면 미토콘드리아계 에너지가 우위에 있기 때문에 천천히 여유 있게 움직이는 것이 순리이다. 나이가 마흔 살이 넘었는데도 젊은이처럼 육체적, 정신적으로 혹사를 하게 되면 해당계 에너지가 가동되어 몸에 무리가 가게 된다. 일각에서는 이것이 암의 원인이라고 보고 있다.

---

# 2
# 세포가 아프면 암, 만성질환이 시작된다

오늘날처럼 과학이 발달하고 신약 개발이 활발하게 이루어진 시대가 없었다. 그럼에도 불구하고 암 등 만성질환자의 수는 갈수록 느는 추세이다. 사람들은 당뇨, 고혈압, 치매와 같은 병을 고치기 어려운 병, 완전히 고칠 수 없는 병이라 하여 '난치병'으로 분류하고 있다. 그래서 위험에 빠지지 않는 수준에서 약을 처방하는 게 일반적인 처치가 되었다.

평생 주사를 맞거나 약을 복용하며 살아야 한다면 결코 행복한 삶이라고 할 수 없다. 평생 먹는 약은 건강을 보장해 주지 않을 뿐만 아니라 오히려 병을 조금씩 악화시켜 건강하지 못한 죽음에 이르게 한다. 건강하게 오래 살기 위해서는 소극적으로 병을 방어하기보다 적극적으로 병을 물리치는 자세가 필요하다.

## 암과 만성질환은 신체 전체의 문제이다

우리나라 인구 세 명 가운데 한 명이 암으로 사망한다는 보고는 과학적 확실성으로 무장한 서양의학의 한계를 잘 말해 주고 있다. 서양의학은 세균의 존재를 박멸하는 것에서 출발했기 때문에 감염성 질환과 외과 수술에 강하다. 즉 외인성 질환에는 서양의학만한 것이 없다.

교통사고를 당해 다리에 복합 골절상을 입었다면 빨리 병원으로 옮겨 지혈과 수술을 실시해야 한다. 세균에 오염된 음식으로 인해 장티푸스에 걸렸거나 결핵균에 감염되었을 때도 신속하게 병원 치료를 받는 것이 옳다. 암 덩어리가 식도나 위, 장관을 막는다면 음식의 소화와 관련하여 직접적으로 목숨이 위태로울 수 있기 때문에 빨리 수술해야 한다.

서양의학은 신속한 응급처치를 통해 생명을 살리는 일에 상당한 기여를 하고 있다. 반면 눈에 보이는 문제에 지나치게 무게중심을 둔 나머지 예방의학이나 사후 처방에 대해 주의를 기울이지 못하는 측면이 있다.

서양의학은 암에 대하여 전통적으로 수술, 방사선, 항암이라는 세 가지 치료법을 적용하고 있다. 하지만 자르고, 죽이고, 없애는 식의 방법은 암에 대한 무지의 결과이다. 암이 부분적으로 온다고 해서 결코 암을 부분의 문제로 보아서는 안 된다. 암은 바다 위에 떠 있는 아주 조그마한 섬과 같다. 잘라 낸다고 해서 그 섬이 지구상에서 사라지는 것은 아니다. 아무리 작은 섬일지라도 그 밑에는 어마어마하게 큰 섬의 뿌리를 감추고 있다. 암세포는 부분이 아닌 전체의 문제이다.

## 암세포를 죽이는 것은 항암제나 방사선이 아니다

하루 동안에만 5천 개의 암세포가 우리 몸에 생겨난다는 사실은 이제 누구나 다 아는 상식이 되었다. 암세포가 쉽게 생겨났다가 사라진다는 정보는 우리에게 두려움을 안겨 주기보다 오히려 암을 친근한 존재로 만들어 준다. 암이 평범한 것이라니, 이상하게 암에 대한 공포가 사라지지 않는가. 그렇다. 암세포는 생각처럼 무서운 적이 아니다. 암세포는 열에 약하기 때문에 우리 체온이 1도나 2도만 올라가도 죽고 만다. 오히려 너무 연약하여 보잘것없는 존재가 암이다.

암세포가 생겨남에도 불구하고 우리가 멀쩡히 살 수 있는 것은 무엇보다 우리 안에 NK세포(자연살해세포)가 활동하기 때문이다. NK세포는 인체의 정예부대로 암세포가 나타나는 즉시 쫓아가 사멸시킨다. 인터넷게임을 상상해 보자. 비호같이 날쌘 NK세포 앞에서 벌벌 떠는 오합지졸이 암세포인 것이다.

문제는 이런 오합지졸조차 이길 능력이 없을 정도로 NK세포가 약화되어 있다는 데에 있다. NK세포는 암과 정반대의 성격을 가지고 있다. 암은 체온이 올라가면 힘을 못 쓰지만 NK세포는 체온이 떨어지면 힘을 못 쓴다.

체내의 영양소가 모자라거나 극심한 스트레스로 인해 체온이 떨어질 경우 NK세포가 힘을 잃으면서 암세포가 활개를 치게 된다. 암세포가 그럭저럭 군대를 키우는 데에는 최소 5년 정도의 세월이 필요하다. 그리고 암이 1센티미터 정도로 자라는 데에는 무려 10년의 기간이 걸린다. 간신히 크기를 키웠다고 해서 전부가 아니다. 갑자기 식습관이 바뀌거나 생활습관이 좋아져 체온이 올라가면 암은 더 이상 분화되지 못한 채 쪼그라들고 만다.

암이 발견되었다는 것은 이미 몸 상태가 막바지로 치닫고 있다는 뜻으로, 눈에 보이는 것을 제거하는 일은 아무 도움이 되지 못한다. 암세포를 제거하기 위해서는 영양물질을 적절히 섭취하고 운동과 호흡 조절을 통해 스트레스를 해소하고 체온을 올리는 것이 더 효과적이다.

상황이 이런 만큼 서양의학이 조금만 융통성을 발휘하여 영양학, 동양의학과 어깨동무를 한다면 암 완치율은 비약적으로 올라갈 것이다. 이미 미국, 독일의 선진 현대 의학은 동양의학을 접목하여 놀라운 효과를 보여 주고 있다. 우리나라 의사들만 우물 안 개구리가 되어서는 안 될 것이다.

## 항상성이 질병으로부터 우리 몸을 보호한다

동양의학은 세균을 눈으로 볼 수 없었기에 서양의학에 비해 세균을 박멸하거나 외과적인 처치를 하는 데에는 약하다. 하지만 눈으로 세균을 볼 수 없었다는 단점이 오히려 근본적인 고민에 몰두하게 하였다.

동양의학의 원류라 할 수 있는 『황제내경(黃帝內徑)』은 신화 속 황제와 명의 기백(岐伯)이 의술에 관하여 토론을 벌이는 내용을 담고 있다. 줄여서 『내경』이라고도 한다. 여기서 '내(內)' 자는 건강과 장수의 비결이 사람의 몸 안에 있다는 의미로 인체 내 항상성(homeostasis)을 뜻한다. 항상성이란 항상(at all times)을 지향하는 성질로 인체 스스로 체온, 삼투압,

혈압 등을 일정하게 유지하는 성질을 말한다.

인체는 내부 및 외부의 원인에 의해서 생체 내의 평형 상태가 깨질 경우 균형을 이루기 위하여 항상성을 가동시키게 된다. 우리가 바른 생활을 할 때 인체는 항상성을 잘 유지하여 질병에 대처하지만 다섯 가지 병인에 의해 인체가 불균형 상태에 빠지게 되면 항상성도 함께 무너지고 만다. 항상성이 무너졌다는 것은 인체가 스스로를 치유할 힘을 잃었다는 뜻으로, 불시에 방문하는 질병에 대처할 수 없게 되었다는 것을 의미한다.

## 세포가 보내는 신호

진시황은 영생의 약을 찾아 전 세계를 헤맸지만 제 명조차 살지 못한 채 세상을 뜨고 말았다. 엉뚱한 곳에서 건강을 구했기 때문이다. 이는 비단 진시황만의 문제가 아니다. 현대인들도 이와 비슷한 실수를 저지르고 있다.

몸 안에 건강의 비밀이 담겨 있다는 것은 자연과 사람이 하나임을 의미한다. 인간이 자연의 순리에서 벗어나는 순간 질환이 찾아오는 것이다. 그러므로 그 어느 시대보다 자연과 동떨어진 생활을 하고 있는 현대인에게 질환이 많은 것은 당연한 일이다.

같은 식당에서 밥을 먹어도 어떤 사람은 식중독에 걸리고 어떤 사람은 아무렇지도 않다. 동일한 장소에서 동일한 음식을 먹었음에도 왜 서로 다른 결과가 나타나는 것일까.

일상생활에서 세균이 체내에 침투하는 것은 아주 자연스러운 현상이다. 세균은 세상 모든 곳에 존재한다. 흙, 공기, 물 속 어디에든 다 있으며 우리 몸속에도 4백조 마리가 넘는 미생물이 살고 있다. 미생물은 우리와 공생하며 긴 세월 인류 역사와 함께할 뿐만 아니라 내 몸속에서 나쁜 균의 침입을 막아 주는 용병 역할도 한다.

온갖 세균에 둘러싸여 살면서도 우리가 병에 걸리지 않을 수 있는 것은 몸의 면역 체계가 세균의 활동을 억제하기 때문이다. 우리의 몸이 건강할 경우에는 외부에서 침입한 유해균은 대장, 간, 혈액을 거치면서 차례차례 소멸된다. 하지만 영양물질의 섭취가 원활하지 않거나 극심한 스트레스를 받거나 산소가 부족하거나 체온이 떨어지면 면역력이 저하된 끝에 항상성이 깨져 세포가 병들게 된다.

이와 같은 신체적 이상은 증상을 통해 모습을 드러낸다. 증상이란 세포 내부에서 일어나는 화학작용에 제동이 걸렸을 때 나타나는 현상이다. 병균으로 인한 증상도 있고 영양 불균형에 의해 나타나는 증상도 있다. 스트레스로 인한 증상도 있고 나쁜 기후로 인한 증상도 있다. 어느 병원으로 갈 것인가가 중요한 게 아니라 세포의 신호에 귀 기울이는 자세가 가장 중요하다.

# 3
# 입이 느끼는 맛, 세포가 느끼는 맛

인간을 비롯하여 지구상의 모든 생명체는 태어나고 성장하고 번식하고 죽는 과정을 밟는다. 동시에 모든 생명체는 살아 있는 동안 조금이라도 건강하게, 조금이라도 오래, 조금이라도 안전하게 살기 위하여 긴 세월 동안 적응과 진화를 거듭해 왔다. 즉 물질대사를 하고, 자극에 반응하고, 항상성을 작동시키는 과정을 통해 적응할 것은 적응하고 개선할 것은 개선하며 현재에 이른 것이다.

## 동양의학이 이야기하는 병의 원인

지적인 생명체인 인류는 긴 세월에 걸쳐 무병장수라는 어려운 과제에 도전해 왔다. 그러나 최첨단 생명과학의 시대가 찾아왔음에도 불구하고 인류는 여전히 병으로 고통받고 있다. 장수 시대가 열렸다고는 하지만 정말 건강하게 오래 사는 사람이 몇이나 될런지 의문이다. 중년 이상의 상당수가 만성질환으로 인해 한두 가지 약물을 복용하고 있다.

왜 우리는 질병을 극복하지 못하는 것일까. 질적으로 건강한 삶은 요원한 것일까. 왜 과학이 발달했음에도 우리는 완벽하게 건강한 상태에 도달하지 못하는 것일까. 그 답은 질문 속에 들어 있다. 과학이 발달했기에 오히려 진화에 역행하는 먹거리, 스트레스, 과로, 새로운 환경독소가 만연하게 된 것이다. 이로 인해 인체가 병들면 과학적 치료라는 이름 아래 증상을 완화시키는 약이 투여된다. 결국 과학의 발달이 우리를 아픈 상태로 오래 살게 하는 것이다.

그렇다면 최첨단 과학의 시대에 건강하게 오래 사는 방법은 없을까. 당연히 있다. 먹고, 조절하고, 버리고, 유지하는 일을 제대로 하고 있는지 점검하는 것이다. 기계가 고장 나면 원인을 찾아야 수리할 수 있다. 애인이 화가 나면 이유를 알아야 풀어 줄 수 있고, 조직 내에서 분쟁이 일어나면 원인을 알아야 해결할 수 있다. 신체 건강도 마찬가지이다. 근본 원인을 알면 치료의 길이 있다.

몇 알의 약으로 버티는 삶은 옳지 않다. 늙었으니까, 원래부터 아팠으니까, 올 게 온 것이지, 남들도 아프니까 하는 식으로 증상을 당연하게 받아들여서도 안 된다. 증상에 대한 미온적인 태도는 병을 키우는 가장 큰 원인이다. 명심하자. 인체에 나타나는 모든 증상은 세포가 보내는 신호이다. 신호를 제때 인식하여 병의 근본 원인을 제거한다면 우리가 난치병이라고 믿고 있는 상당수의 병으로부터 벗어날 수 있다.

음식 독, 스트레스 독, 과로 독, 외부환경 독, 유전적 체질 독 등 다섯 가지 병인에 대한 기술은 동양의학의 노른자 중의 노른자라고 할 수 있다. 현대의 생활환경이 과거와 달라졌다고 해서 사람까지 변한 것은 아니다. 과거에도 기름진 음식을 많이 먹고 운동은 별로 하지 않던 왕들은 당뇨, 암 등 우리가 앓는 생활습관 병을 앓았다. 당대의 어의들은 왕의 병을 고치기 위해 누구보다 많은 연구를 진행했고 온갖 병의 원인과 처방에 대하여 자세히 기록해 놓았다.

## 입이 느끼는 맛과 세포가 느끼는 맛은 다르다

살찐 사람들이 좋아하는 식품을 보면 대체로 자극적이고, 달콤하고, 고소하고, 구수하고, 기름진 것이 주를 이룬다. 이런 식품은 정제되거나 복잡한 가공 과정을 거쳐 대량생산된 것들로 지방과 조미료, 화학 합성 첨가물, 설탕을 첨가한 것이 대부분이다.

이런 식품이 현대인의 식탁을 점령하게 된 것은 맛이 있어야 잘 팔리고 잘 팔려야 돈이 되는 자본주의적 산업구조 때문이다. 공장에서 생산된 식품을 오래 먹다 보면 자연이 주는 맛을 잊을 수밖에 없다.

자연식품의 맛에 대해서는 좋고 싫음이 갈리는 편인데 그 담백함에 매료된 사람이 있는가 하면 맛이 밋밋하다는 이유로 좋아하지 않는 사람도 많다. 자연식품은 '세포'가 좋아하는 맛으로 일단 여기에 습관을 들이면 정말 깊고 고소한 맛의 세계를 떠나기 힘들다. 현대인의 몸에 독이 쌓이게 된 원인 가운데 하나로 입이 좋아하는 자극적인 맛에 현혹되어 세포가 좋아하는 맛을 무시한 것이 있다.

'입'이 좋아하는 대표적인 음식으로는 가공식품이 있다. 가공식품이란 농산물, 축산물, 수산물 등을 인공적으로 처리하여 보존과 조리를 쉽게 할 수 있게 만든 식재료를 말한다. 특히 대표적인 3차 가공식품인 빵, 통조림, 햄, 소시지, 라면 등은 껍질을 벗겨 낸 곡물, 대량 사육된 가축, 잔류성 유기오염물질이 농축된 어류를 바탕으로 만들어지는데 이것만 해도 몸에 매우 좋지 않다.

여기에 자본주의를 등에 업은 식품 회사는 원재료의 맛과 영양의 부족함을 가리기 위해 각종 화학 합성첨가물, 방부제, 색소, 설탕, 향신료 등을 첨가하여 식품을 제조한다. 이렇게 만들어진 식품은 원재료보다 훨씬 달고, 자극적이고, 고소하고, 구수한 맛을 지니고 있으며 대량생산이 가능하여 저렴하기 때문에 많은 사람들이 부담 없이 찾고 있다.

## 우리의 입맛은 조작되었다

편의점이나 패스트푸드점에서 파는 햄버거를 예로 들어 보자. 햄버거의 기본 재료는 빵과 채소, 고기이다. 기본 재료인 빵을 만들기 위해서는 우선 밀가루가 필요하다. 밀가루는 수입할 때부터 대량의 방부제가 들어가는 식품으로 창고에 몇 년을 보관해 두어도 썩지 않는다. 이런 밀가루만 이용하여 빵을 만든다면 그래도 낫다. 빵을 만드는 과정에서 유화제, 팽창제, 지방, 설탕 등 열 가지가 넘는 첨가물이 추가로 들어가게 된다. 이렇게 만들어진 빵에 햄, 치즈, 채소, 마요네즈 등을 추가하여 햄버거를 만드는 것이다.

햄, 치즈, 마요네즈는 모두 공장에서 만들어진 가공식품이다. 생산 과정에서부터 설탕, 지방, 글리신, 증점제, 카로티노이드, 글리세린지방산에스테르, 향료, 산미료, 솔비트 등의 첨가물이 들어간 것이다. 최종적으로 햄버거가 나오는 과정에서조차 맛을 증진시키고 채소를 상하지 않게 하기 위하여 다시 어떤 무언가가 첨가된다.

입과 눈, 코를 즐겁게 하기 위하여 사용되는 첨가물은 식약청의 허가를 받은 것들로 당장 몸에 해를 끼치지는 않는다. 그러나 그렇기 때문에 더 위험하다. 당장 구토가 나고 어지럼증이 일면 사람들은 다시는 이런 식품을 먹지 않을 것이다. 몇 달 심지어 평생에 걸쳐 증상이 나다나기 때문에 사람들은 원인을 파악하지 못한 채 질병에 시달리게 된다.

이름도 어려운 화학 합성첨가물이 아이들에게 끼치는 문제는 더욱 심각하다고 할 수 있다. 아토피, 장염, 비염, 과잉행동 증후군, 자폐증 등 원인을 알 수 없어 못 고치는 병의 대부분이 첨가물이 원인인 경우가 많다. 설탕, 지방만 해도 비만, 고혈압, 고지혈증, 암 등 무서운 질환을 일으키는 것으로 알려져 있다.

특히 임산부는 음식을 주의해서 섭취해야 한다. 임산부가 먹는 음식물은 소화기관에서 분해되어 혈액을 타고 태반을 거쳐 양막을 통과해 양수로 전달된다. 임산부가 먹는 음식은 아이도 그것을 먹는 셈이 되는 것이다.

임산부는 어떤 일이 있어도 방부제가 들어 있는 음식을 피해야 한다. 방부제는 아이들의 아토피를 일으키는 원인으로 지목되고 있다. 며칠씩 상온에 두어도 상하지 않는 식품들, 마트에서 파는 과자류, 라면, 청량음료, 어육 소시지 등의 뒷면 성분표에 합성보존제가 들어 있는 것은 방부제를 넣은 것이므로 임산부라면 절대 먹지 말아야 한다.

## 세포가 좋아하는 음식은 따로 있다

우리의 입이 가공된 단맛, 자극적인 맛, 고소한 맛, 구수한 맛을 좋아한다면 세포는 어떤 맛을 좋아할까. 세포는 가공되지 않은 천연의 맛을 좋아한다. 밭에서 나는 채소, 정제하지 않은 곡식, 나무에서 열리는 과일 등이 세포가 좋아하는 식품이다. 그것들은 생명 유지를 위한 3대 영양소와 수분, 효소, 비타민, 미네랄, 식이섬유가 모두 들어 있기 때문이다.

이러한 식품을 자연식이라고 한다. 자연식이란 자연에서 얻은 순수한 상태의 식품으로, 제대로만 키운다면 방부제, 인공색소, 향미료 따위를 첨가할 필요가 없다.

자연식은 태양의 기운이 충만한 식품이다. 태양 광선은 에너지의 근원으로, 지표면에 닿기까지 1억 5천만 킬로미터를 날아온다. 산과 들에서 자라는 식물은 이처럼 멀리서 날아온 태양 광선을 흡수하여 광합성이라는 마법을 탄생시킨다. 광합성이 이루어지는 곳은 식물의 잎사귀이다. 식물의 잎사귀가 초록색을 띠는 것은 땅의 기운인 황색과 하늘의 기운인 파란색이 합쳐졌기 때문이다. 초록색은 생명의 색이다. 초록색은 인간은 물론 지상의 모든 생물을 먹이고 키운다.

인간은 아무것도 하지 않더라도 기초대사를 유지하기 위해 기본적으로 음식을 먹어야 한다. 음식에 든 독소는 세포를 늙게 만들고 죽음으로 인도하는데 이것이 생명체의 유한성이다. 하지만 식물은 단 한 번의 에너지 공정만 거치기 때문에 발생되는 그을음의 양도 적다. 즉 독소가 적은 식품이다.

초식동물은 어떠한가. 소는 태양이 아닌 식물을 통해 에너지를 만든다. 이미 한 번의 에너지 공정을 거친 식물에서 에너지를 섭취하기 때문에 소의 내부에는 두 번의 에너지 공정이 기록되는 셈이다. 에너지가 만들어질 때마다 그을음이 발생한다고 할 때 육류는 식물에 비해 독이 많이 포함된 식품이다.

제조 과정에서 첨가되는 유해물질에 대한 논란은 그만두더라도 가공식품은 생기가 사라진 음식이기 때문에 결코 권장할 수 없다. 애매한 것이 육류이다. 인간은 오랫동안 고기를 단백질 공급원으로 삼아 왔기 때문에 당장 채식만 하며 살 수는 없다. 입의 맛도 몸의 맛 못지않게 중요하기 때문이다.

고기를 먹어야 할 때에는 독을 최소화하는 방법으로 식사를 하면 된다. 열로 조리한 고기는 자연식품인 생채소와 함께 먹는 게 좋다. 한편 같은 가공식품인 밥이나 숙채(익힌 채소)는 고기와 어울리는 음식이 아니다.

─────── 지식융합 ───────

### 입이 좋아하는 음식

1. **가공식품**-햄, 소시지, 어묵, 게맛살은 대표적인 가공식품으로 가공 과정에서 다량의 첨가물이 들어가기 때문에 입은 좋아하지만 세포는 좋아하지 않는 맛이다.

2. **밀가루 음식**-라면, 빵, 부침, 짜장, 짬뽕, 스파게티, 칼국수 등은 당질이 주성분으로 뇌를 착각시키기 때문에 입이 좋아한다. 이러한 정제 탄수화물은 영양물질이 거의 없어 비만의 원인이 되며,

밀가루에 든 글루텐 성분은 장벽에 염증을 일으켜 알레르기를 발생시키기 때문에 세포가 좋아하는 맛은 아니다.

3. **튀긴 음식**-튀김, 탕수육, 프라이드치킨, 돈가스 등이 대표적인 튀긴 음식이다. 탄수화물과 지방이 만나면 맛의 상승효과를 일으키기 때문에 특히 입이 좋아한다. 그러나 기름에 튀긴 음식은 트랜스 지방이 지나치게 많아 활성산소를 증가시키고 혈관을 좁아지게 만들기 때문에 세포는 좋아하지 않는 음식이다.

4. **육류**-소고기, 돼지고기, 닭고기, 달걀, 우유 등은 우리 몸이 소화시키기 어려운 단백질과 지방인 데다 사육 과정에서 항생제, 성장촉진제 등이 투여되기 때문에 입이 좋아할지는 몰라도 몸이 좋아하지는 않는 식품이다. 특히 숯불에 직화로 구운 고기는 세포에 치명적이라고 할 수 있다. 고기 기름이 숯에 떨어져서 불완전연소되면 그을음이 올라오는데, 그을음에는 공식적으로 인정된 발암물질이 들어 있다. 이러한 식품은 칼로리(땔감)의 의미가 강하고 영양물질(불쏘시개)이 많지 않기 때문에 반드시 생채소와 함께 섭취해야 한다.

5. **단 음식**-설탕이 많이 들어간 가공식품들, 예를 들면 믹스커피, 주스, 빙과류, 사탕, 밀크초콜릿, 아이스크림, 청량음료 등은 입이 좋아하는 식품이다. 페트병에 담아 파는 주스에 보면 '천연'이라는 문구가 쓰여 있는데 이런 것에 속지 말아야 한다. 재료는 천연이지만 보관상의 문제로 공장에서 재처리한 것이다. 원재료의 좋은 성분은 거의 날아가고 없기 때문에 세포가 좋아하지 않는 식품이다.

# 세포가 좋아하는 음식

1. **채소와 과일**-살아 있는 채소는 효소, 비타민, 미네랄, 식이섬유, 수분 등이 다량 함유되어 있어 세포가 매우 좋아한다. 하루에 세 번 이상 생채소를 먹으면 각종 영양물질이 보충되어 난치병을 비롯한 암 등의 질병을 예방 치료할 수 있다. 과일은 사실 밥 대신 먹어야 한다.

2. **견과류**-식물성 지방의 함유량이 높은 견과류에는 오메가3, 오메가6, 오메가9이 골고루 포함되어 있어 두뇌 발달에 좋으며 혈류를 원활하게 한다. 하루 한줌의 땅콩, 아몬드, 캐슈너트, 호두, 피칸, 피스타치오는 보약이다. 다만 산패되기 쉽기 때문에 보관에 신경을 써야 한다.

3. **해조류**-미역, 다시마, 김 , 톳, 파래 등의 해조류는 식물성 단백질의 함량이 높고 식이섬유가 풍부하여 체내에 쌓인 노폐물의 배출을 돕는다. 바다의 미네랄이 살아 있는 해조류는 세포가 아주 좋아하는 식품이다.

4. **통곡물**-현미, 통밀 등 정제하지 않은 통곡물은 세포가 좋아하는 탄수화물로 비타민과 무기질 함유량이 높아 체내 효소를 활성화시킨다. 서양인의 주식인 빵은 원래 통밀을 발효시켜 독을 제거한 식품이다. 우리가 김치, 젓갈 등의 발효식품을 발전시켜 왔듯이 그들도 발효를 통해 건강을 지켰던 것이다. 밥은 현미로 지은 것을, 빵은 통밀이나 호밀로 만든 것을 선택해야 한다.

# 4
# 세포가 만들어 낸 우리 몸

유기물과 무기물은 어떻게 다른가. 유기물과 무기물을 나누는 기준은 탄소(C)이다. 염화나트륨, 칼슘, 마그네슘, 칼륨, 철과 같은 원소 혹은 그런 원소끼리의 화합물을 무기물이라고 한다. 쉽게 말해 주변에서 볼 수 있는 돌, 철 등이 무기물이다. 인간이 조효소로 무기물을 사용할 경우에는 특별히 미네랄이라 지칭한다.

반면 유기물은 탄수화물, 단백질, 지방처럼 분자식에 탄소가 들어 있는 화합물을 말한다. 유기물은 살아 있는 세포의 구성 물질이자 인체의 에너지원이다. 유기체는 결코 무기물을 통해 에너지를 만들어 내지 못한다. 반드시 살아 있는 유기체를 먹이로 삼아야 한다.

# 세포가 모여 몸을 이룬다

최초의 단세포동물은 식물성 탄수화물을 먹이로 삼았는데 여럿이 모여 하나의 개체를 이루면서 따로따로 사냥을 다니기가 힘들어졌다. 그들은 공동으로 먹이를 포획한 후 여럿이 나누어 먹는 아이디어를 생각해 냈다. 그래서 지금도 1백조 개나 되는 인체 내의 세포는 미토콘드리아라는 에너지 공장을 각기 따로 가지고 있는 것이다.

이 세포 덩어리는 먹이의 포획을 쉽게 하기 위해 움푹 들어간 주머니 형태로 진화하였다. 그리고 이것이 동물의 입이 되었다. 이런 모양은 수정란이 분화를 시작한 후 포배기를 거쳐 낭배기로 진입할 때의 모습을 연상시킨다. 인간은 낭배(囊胚)라는 이름처럼 가운데가 움푹 들어간 주머니 형태의 단계를 거쳐 성체가 된다. 임신에서 출산까지의 과정을 보면 마치 38억 년이라는 계통발생이 단 10개월이라는 개체발생으로 압축되어 재현된 듯하다.

움푹 들어간 곳이 점점 안으로 말려들어 가 내장을 형성하였다. 입을 중심으로 식도, 위, 소장, 대장은 속 부분이 되고, 피부는 겉 부분이 되었다. 넓은 의미에서 내장은 몸의 표면이 확장된 것이며, 코와 연결된 기관지, 폐, 신장의 사구체까지 피부가 넓어진 것이다.

안쪽 피부도 음식 독과 대기환경 독의 침식을 피하기 위해 서로 밀착하여 '상피'를 형성하였다. 그래서 피부 세포 혹은 상피 세포는 다른 세포에 비해 조직이 치밀하다.

동물은 이러한 단세포동물이 여러 마리 모여서 하나의 전체를 이룬 것이다. 그런 만큼 각각의 세포는 내부에 에너지 공장을 한 채씩 가지고 있으며 다른 세포와 분리되어 자기만의 독립된 생활을 영위한다. 또한 세포 하나하나에는 생명체가 지니고 있는 완벽한 시스템이 다 들어 있다. 외부에서 에너지원을 받아들여야 생명을 영위할 수 있다는 점도 독립된 생명체의 특성과 일치한다. 이런 세포들이 모인 인체는 세포의 안테나 역할을 하는 당사슬(당쇄)과 신경, 호르몬을 통해 서로 교신하고 소통하며 생명현상을 유지한다.

## 세포는 혈액의 흐름을 좋게 만드는 식품을 좋아한다

세포는 영리하다. 오래 전 원시 단세포동물이었을 때에는 생존을 위해 여럿이 뭉치는 방법을 생각해 냈고, 하나가 된 뒤에는 당쇄를 통해 끊임없이 교신을 주고받으며 인체의 생명 활동을 유지시키고 있다. 또한 체내의 NK세포는 아군과 적군을 선별하는 능력이 있어서 변형 세포와 세균으로부터 인체를 보호한다. 정상적인 세포는 'MHC 클래스 1'이라고 하는 표시를 달고 있어 절대 공격하지 않지만, 이러한 표시가 없는 암세포나 모양이 찌그러져 있는 감염 세포를 만나면 살균 과립을 살포해 즉각적인 공격 태세에 돌입한다.

세포는 자신을 증식하고 암세포를 무찌르기 위해 스스로 건강하고자 한다. 그래서 건강한 음식을 좋아하는데 세포가 가장 좋아하는 식품은 혈액의 흐름을 좋게 만드는 것들이다. 혈액의 흐름이 좋아야 산소와 영양물질을 신속하게, 또한 많은 양을 받아들일 수 있기 때문이다.

혈액의 흐름은 상당 부분 혈관의 상태와 관련이 깊다. 혈관이 넓고 깨

꿋하고 탄력적일 때는 피도 잘 통한다. 혈관이 건강한 사람은 혈압 수치가 정상이고, 혈관에 이물질이 많이 끼어 있으면 혈압도 높다. 이러한 이유로 세포는 혈관 벽에 이물질을 남기지 않으면서 콜레스테롤을 제거하는 식품을 좋아한다. 혈관을 튼튼하게 만드는 식품으로는 식물성 지방인 견과류가 있다. 견과류에는 좋은 콜레스테롤이 많이 함유되어 있어 나쁜 콜레스테롤을 몸 밖으로 배출하고 혈관을 부드럽게 만드는 기능이 있다.

혈액의 흐름을 나쁘게 만드는 또 하나의 원인은 연전(連錢) 현상이다. 혈장이 고단백 상태가 되거나, 산패된 기름이 혈관 안으로 끼어들면 이것이 접착제 구실을 하여 적혈구를 동전 쌓듯이 붙여 버린다. 진득한 혈액은 모세혈관과 같은 좁은 통로를 지날 수가 없는데, 이로 인해 신체의 끝 부위부터 노화가 찾아온다. 노안, 탈모, 무좀 등이 대표적인 초기 노화 현상이다. 모든 과일과 생채소에는 혈액 내의 기름 찌꺼기를 제거하고 적혈구의 모양을 복원시키는 성분이 들어 있어 세포가 좋아하는 식품이다.

## 세포가 좋아하는 음식은 장도 좋아한다

세포가 좋아하는 두 번째 음식은 장내 환경을 좋게 만드는 식품이다. 장속의 환경이 좋아져야 장내 미생물이 다량으로 증식된다.

장에는 1백조 마리나 되는 미생물이 살고 있어 비타민과 효소를 생산하는 일을 한다. 미생물이 만들어 내는 효소는 체외 효소로 분류되는데,

인체가 생산한 것이 아니라 외부에서 들여온 것이라는 의미이다. 인체는 음식을 소화시키는 데에 막대한 에너지를 사용하는데, 외부에서 들여온 용병이 이 일을 대신해 주니 인체의 일꾼이라 할 수 있는 체내 효소는 한결 여유가 있다. 대사계 영역인 해독, 항염, 항균 등의 업무에 온전히 몰두할 수 있는 것이다. 대사 효소가 활발히 움직이는 한 대사 질환은 안심해도 좋다.

또한 미생물은 장내 부패를 방지하는 매우 중대한 역할을 한다. 장내 부패란 장 속의 내용물이 소화되지 않은 상태로 썩는 것을 말한다. 이로 인해 다량의 가스가 발생하는데 이때 배출되는 방귀에서는 지독한 냄새가 난다. 장내 부패가 심할 경우 '장누수증후군'으로 이어지게 된다. 장누수란 장벽이 뚫리는 현상을 말하며, 이물질이 체액 속으로 흘러들어 가는 것을 말한다. 체액이 오염되면 면역계가 교란되어 각종 면역질환이 나타나게 된다.

장내 환경을 좋게 만들기 위해서는 식이섬유가 많이 든 과일류(사과, 포도, 귤 등), 통곡밀(현미, 오트밀 등), 콩류, 해조류(김, 미역, 다시마 등)와 각종 채소(당근, 양상추, 브로콜리, 부추 등)를 수시로 먹어야 한다. 특히 콩류를 발효시킨 청국장, 낫토 등은 장의 면역력을 증강시키는 식품이므로 세포를 위해 열심히 먹어야 한다.

## 세포는 활성산소를 없애는 식품을 좋아한다

세포가 좋아하는 세 번째 음식은 활성산소를 없애 주는 식품이다. 호흡을 통해 인체로 들어온 산소는 에너지 생산에 없어서는 안 될 존재이다. 하지만 산소의 일부는 산화되어 생체조직을 공격하는 등 세포를 손상시키는 작용을 한다. 활성산소는 암의 원인이므로 세포 입장에서는 활성산소가 매우 싫을 수밖에 없다.

활성산소를 없애 주는 식품을 '항산화식품'이라고 하는데 대표적으로 십자화과 식물인 순무, 브로콜리, 양배추, 갓, 겨자, 상추 등과 고추, 파프리카, 토마토, 마늘, 부추 등을 들 수 있다. 대체로 색과 향이 짙은 채소 가운데 항산화 능력이 뛰어난 것이 많다.

이들 식품의 공통점은 살아 있는 식품이라는 것이다. 살아 있다는 것은 단순히 익히지 않은 음식을 말하는 게 아니다. 효소가 살아 있는 식품이 진짜 살아 있는 식품이다. 여러 번 반복해서 이야기하지만 과일, 발효식품, 채소를 많이 먹어야 음식 효소를 섭취할 수 있다. 효소는 혈액을 깨끗하게 하고 장내 환경을 좋게 만들며, 활성산소를 제거하여 세포를 튼튼하게 해주는 기능이 있다.

---

지식융합

---

### 장누수증후군과 면역 과잉

우리가 섭취한 음식은 소장의 장융모에서 흡수된다. 장내 환경이 나빠지면 장융모에 염증이 생기는데 이러한 염증은 장벽에 여러 개의 구멍을 뚫게 된다. 장벽이 망사 스타킹처럼 되는 것이다.

원래 장융모는 아미노산과 같은 작은 크기의 영양소만 흡수할 수 있다. 그러나 장벽에 구멍이 뚫리면서 커다란 단백질까지 함부로 들어가게 된다. 단백질은 본래 혈액 속에는 없는 물질로서 면역계는 이를 적으로 판단하여 공격 태세를 갖춘다.

"이게 웬 덩치 큰 괴물이지?"

면역 세포는 이 무시무시한 덩어리가 움직이지 못하도록 밧줄로 꽁꽁 묶는데 이것이 항체이다. 만일 단백질 덩어리가 한 개가 아닌 여러 개가 침투했다고 생각해 보자. 면역계도 소대 단위의 군대를 출동시키게 된다. 면역 과잉이 되는 것이다. 그리고 이것이 알레르기를 일으켜 비염, 아토피, 두드러기 등으로 나타나는 것이다.

싸움이 길어지게 되면 면역계도 지치게 되고 정신이 혼미한 나머지 내 편, 남의 편 가리지 않고 마구 공격하게 된다. 이것이 자가면역질환이다.

장누수증후군은 오염 물질을 혈액 속으로 흘려보내 당뇨, 간질환, 뇌졸중, 심장질환의 원인이 되며, 면역계를 교란시켜 알레르기와 자가면역질환을 일으키기 때문에 만병의 근원으로 지목되고 있다.

# 5
# 우리의 몸을 지켜 주는 면역 세포

사람들은 병이 나면 약을 통해 건강을 찾고자 한다. 그러나 약에 의존하는 방법은 새로운 질병을 부르거나 같은 병의 재발을 부를 뿐 결코 건강을 가져다주지는 않는다. 우리는 건강하기 위해 병을 고쳐야 한다고 생각하기 쉽다. 하지만 이것을 반대로 생각해 보자. 병이 사라져야 건강한 게 아니라, 몸이 건강해야 병을 이길 수 있다.

우리 몸이 건강하다는 것은 면역 세포가 활발하게 활동한다는 뜻이다. 면역 세포는 암을 비롯하여 각종 질병을 물리쳐 주는 우리 몸의 건강 지킴이이다.

## 암세포를 발견하여 물리치는 T세포, B세포, NK세포

세포학의 관점에서 볼 때 건강하다는 것은 세포가 튼튼하다는 뜻이다.

우리 몸에는 1백조 개에 가까운 세포가 있는데 외부에서 세균이 침입하거나 체내 세포조직이 변형되면 면역 세포가 이를 감지하여 처리하게 된다.

앞에서도 말했듯이 아무리 건강한 사람이라고 해도 체내에서는 일정량의 암세포가 생성된다. 이러한 세포의 변형은 음식 독, 스트레스 독, 과로 독, 외부환경적인 요인, 유전적 체질로 인한 것인데 건강한 사람은 면역 세포들이 변형된 세포를 파괴하기 때문에 암에 걸리지 않게 된다.

반면에 면역 세포가 감당할 수 없을 정도로 암세포가 증가하거나 면역 세포의 기능이 약화되었을 경우에는 암세포가 살아남아 암에 걸리게 된다.

우리 몸의 면역 체계를 담당하는 세포에는 대표적으로 T세포(T-cell)와 B세포(B-cell)가 있다. 둘 다 면역 세포이지만 T세포는 흉선(Thymus)에서, B세포는 골수(Bone marrow)에서 성숙, 분화되기에 앞 글자를 따서 이름을 붙였다. 그리고 NK(Natural Killer)세포를 들 수 있는데, 선천면역을 담당하는 아주 중요한 세포로서 체내에는 약 1억 개의 NK세포가 있다고 알려져 있다. NK세포의 경우 골수, 간에서 성숙되며 바이러스 감염 세포나 종양 세포를 공격하는 게 주요 임무이다. 이 세포는 비정상 세포를 인지하는 즉시 '퍼포린'을 세포막에 뿌리는데, 세포막이 녹으면 재빨리 '그랜자임'을 그 안에 뿌려 세포질을 해체하는 식으로 암세포를 파괴한다. 이들의 공격은 굉장히 체계적이어서 그 어떤 항암제도 따라올 수 없을 정도이다.

# 약은 우리 몸에 피해를 입힌다

엄밀한 의미에서 약은 독이다. 독을 통해 세균을 잡고자 한다면 우선은 물러갈지 모르지만 우리 몸의 면역 세포도 피해를 입게 된다. 비실비실한 군대가 전쟁을 잘할 리 없다. 게다가 약과 한 번 싸워 본 똑같은 세균은 더욱 힘을 크게 길러 인체의 면역 체계를 이길 방법을 찾게 된다. 이럴 때는 약을 써도 소용이 없다. 약을 이기는 방법 역시 이미 터득했기 때문이다. 이것을 약의 내성이라고 한다.

실제로 많은 의사들은 감기에 걸려도 약을 먹지 않는다. 몸속 군대를 훈련시켜야 건강을 지킬 수 있다는 것을 알기 때문이다. 약의 도움 없이 맨몸으로 세균과 싸워 본 우리 면역 체계는 다음에 비슷한 균이 쳐들어와도 어렵지 않게 물리칠 수 있게 된다.

'백신'은 우리 몸으로 하여금 약한 세균과 싸워 상대의 전술을 파악하게 하는 방법이다. 약한 세균을 상대로 전쟁 경험을 쌓은 면역 체계는 힘센 세균이 쳐들어와도 무찌르는 방법을 알기 때문에 쉽게 무너지지 않는다. 요즘 아이들은 방에 틀어박혀 컴퓨터에 몰두하는 경우가 많은데, 예방의학적인 면에서 좋지 않은 현상이다. 성장기 어린이는 운동장, 놀이터, 교실, 길거리에서 즐겁게 뛰어놀면서 손에 흙도 묻히고 더러운 것도 입에 넣어야 면역력이 생긴다. 같은 맥락에서 어린 시절의 소소한 병치레는 오히려 평생 건강에 유익하다. 질병을 통해 면역 세포에게 세균이란 어떤 것인지, 어떤 위력을 가지고 있는지 체험시킬 수 있기 때문이다. 아이가 아플 때는 성급하게 약을 먹이기보다 생강차 등 따뜻한 음식으로 면역력을 회복시켜 주는 것이 중요하다.

# 6
# 세포가 좋아하는 물은 따로 있다

인체에서 물이 차지하는 비율은 65퍼센트 정도이다. 물은 혈액을 비롯하여 체내의 모든 조직에 존재하면서 다양한 생명 활동을 돕는다. 만약에 어떤 이유로 인해 체내 수분의 20퍼센트를 잃게 된다면 생명에 지장이 생긴다.

사람에 따라 수분 보유량에 차이를 보이는데 지방이 많은 사람은 수분의 비율이 50퍼센트 정도로 적고, 야윈 사람은 70퍼센트에 이른다. 신생아는 몸속 체지방의 비율이 낮기 때문에 몸의 90퍼센트가 수분이다.

## 영양학의 핵심, 물

물의 대표적인 기능은 영양소의 운반이다. 혈액이 물로 이루어져 있기 때문에 영양소를 운반하는 일이 가능한 것이다. 또한 물속에는 다량의 미네랄이 녹아 있어 신체 구석구석을 드나들며 다양한 생명 활동을 수행한다. 미네랄이 부족하면 골다공증이나 빈혈, 체력 저하, 미각 장애 등의 신체 이상이 나타나게 된다.

그밖에 물은 수용성 노폐물을 배출하는 일을 한다. 지구상의 폭우 현상은 자연이 지상의 노폐물을 쓸어버리기 위한 하나의 자정작용이다. 인체도 자연을 닮아 오줌과 땀을 통해 몸 밖으로 오염물질을 배출한다. 물을 자주 마셔야 하는 것은 물이 있어야 영양소를 운반할 수 있고 몸속을 청소할 수 있기 때문이다.

성인 기준으로 하루에 필요한 물의 양은 2리터 정도이다. 5백 밀리리터가량은 폐호흡을 통해 빠져나가고, 5백 밀리리터는 피부 호흡을 통해 증발되며, 나머지는 소변을 통해 배출된다. 개인에 따라, 컨디션에 따라 차이가 있기 때문에 그때그때 적정량의 수분을 보충하는 일은 매우 중요하다. 몸속 수분이 조금이라도 부족하게 되면 인체는 갈증이라는 신호를 통해 몸을 정상화시키고자 한다. 체내 수분이 1퍼센트 모자라면 갈증이, 5퍼센트 부족한 상태가 되면 환각 증상이 나타난다.

지금까지의 임상 경험을 비롯하여 각종 자료로 미루어 볼 때 물은 꼭 먹어야 한다. 하지만 명심해야 할 것은 아무리 몸에 좋은 물이라고 해도 아무 때나 먹어서는 안 된다는 것이다. 물을 마시는 것도 시간이 정해져 있다. 인체 세포가 물을 필요로 할 때는 공복이다. 식사 전후나 혹은 식사 도중에 물을 마시거나 국물이 많은 음식을 먹게 되면 위 세포는 음식물을 소화시키는 데에 곤란을 겪게 된다. 과일과 마찬가지로 물도 다른 음식물과 섞어 먹지 말아야 한다.

# 세포는 과즙을 좋아한다

마시는 물의 일부는 맹물 대신 과즙으로 보충하는 것이 좋다. 과즙은 세포가 가장 좋아하는 형태의 물이기 때문이다. 과일에서 짠 즙은 이 세상에 존재하는 물 가운데 체액과 성분이 가장 유사하다. 성분이 같다는 것은 흡수가 용이하다는 뜻으로, 세포 사이에 불필요하게 고이는 부종을 일으킬 염려가 없다. 또한 과즙에는 산소가 풍부하게 들어 있어서 에너지 대사에도 도움이 된다.

단 페트병에 담아 파는 주스는 피해야 한다. 페트병에 든 주스는 진짜 과즙이 아니라 과즙을 졸여 물에 희석시킨 것이다. 이 과정에서 대부분의 비타민, 미네랄, 효소 등이 소실되는데 천연의 물도 함께 휘발된다. 또한 맛도 완전히 변하기 때문에 과즙과 유사한 맛을 내는 공정이 추가된다. 즉 착향료, 향미료, 색소 등이 다량으로 첨가되며 무엇보다 설탕, 액상과당이 지나치게 많이 들어가기 때문에 비만의 원인이 되고 자연의 입맛을 왜곡시키는 부작용이 있다.

과즙을 수분 보충의 의미로 활용할 때는 과일을 통째로 먹기보다는 저속 착즙기를 이용하여 즙만 추출하는 것이 좋다. 그래야만 몸이 보다 많은 양의 과즙을 흡수할 수 있다. 음식으로 많은 암 환자를 완치시킨 의사 막스 거슨은 하루 열세 컵의 과일즙과 채소즙을 음용할 것을 권했다. 하루 열세 개의 사과를 먹기는 힘들지만 사과 주스를 열세 컵(3,140cc) 마시는 것은 수월하다. 한 시간마다 한 컵씩 마시되 사과와 당근을 혼합한 주스와 당근 주스, 푸른색 채소 주스 등으로 필요한 양을 채우는 것이다.

거슨 박사는 부족한 영양소의 공급에도 각별히 신경을 썼다. 유기농과 일반 채소의 영양가를 살펴보면 적게는 다섯 배에서, 많게는 서른 배까지 차이가 난다고 한다. 유기농 식품을 선택해야만 인체가 필요로 하는 영양소를 충당할 수 있다. 거슨 박사는 이에 그치지 않고 천연에서 얻은 비타민을 투여했는데 비타민 B12의 경우 뉴질랜드 청정지역에서 키운 송아지 간에서 추출하여 사용하였다.

---

### 국물 음식을 피해야 하는 이유

국물 음식은 확실히 포만감을 준다. 하지만 그 포만감은 단순히 위로 들어가는 내용물의 양이 늘어나서가 아니다. 음식과 국물을 한꺼번에 섭취하게 되면 혈당치가 상승하여 포만 중추가 섭식 중추를 억제하게 된다. 얼핏 밥을 덜 먹어서 좋을 것 같지만 여기에는 심각한 부작용이 있다. 포만 중추가 자극을 받으면 혈당이 급격히 올라가게 된다. 이때 인슐린이 달려와 당분을 글리코겐으로 바꾸어 주는 역할을 한다. 이렇게 생성된 글리코겐은 근육과 간에 저장되는데 한꺼번에 너무 많은 양의 당이 들어오게 되면 쌓아 두는 데에도 한계가 있어 여분의 당을 지방 세포에 저장하게 된다. 국물 음식이 살을 찌우는 원인이 되는 것이다.

반면에 현미밥 등 통곡물을 국물 없이 꼭꼭 씹어 삼키면 혈당치가 천천히 상승하여 근육과 간에 저장된 글리코겐을 에너지로 사용할 여유가 생긴다. 저절로 다이어트가 되는 것이다. 또한 국물 음식은 위액을 희석시켜 소화에 부담이 되므로 피해야 한다.

# 7
# 비만은 세포의 변비이다

변비란 대변이 창자 속에 오래 머물러 있는 현상으로, 변비에 걸렸다는 것은 '지용성 독소'가 몸 밖으로 빠져나가지 못하고 정체되어 있다는 뜻이기 때문에 건강에 좋지 않다.

지용성 독소란 세포막이 기름 형태로 되어 있는 세균, 각종 바이러스, 식중독균을 비롯하여 POP물질(잔류성 유기오염물질), 포화지방, 중성지방, 과산화지질 등 우리 몸이 에너지화하지 못하고 체내에 쌓아 둔 모든 기름기를 말한다.

## 장내 환경을 좋게 만드는 식이섬유

바람직한 배변이란 하루 한 번 이상, 바나나 모양의 황금색 변을 보는 것을 뜻한다. 대체로 변 냄새가 지독하지 않으며, 뜬 변의 형태를 보인다. 이는 기름이 물보다 가볍듯이 지용성 독소가 포함된 변은 물에 뜨기 때문이다. 또한 섬유질이 많이 포함되어 일정한 부피를 지니게 된다.

습관성 변비 환자의 경우 숙면을 취하지 못하는 경우가 많다. 배변과 수면은 자율신경의 지배 아래 놓여 있어서 외부환경의 변화에 상당한 영향을 받는다. 성격이 예민한 사람은 낯선 곳으로 여행을 갈 경우, 잠자리 환경이 달라질 경우, 근심이 있을 경우 교감신경이 활성화되어 수면과 배변에 지장을 받게 된다.

이런 경우가 아니라면 일반적으로 직장에 변이 모이면 변의를 느낀다. 직장은 감각수용체가 발달하여 중추신경계에 장내 정보를 전달하는 일을 한다. 대변을 구성하는 것은 많은 양의 수분인데 이 가운데 음식물 찌꺼기가 30퍼센트를 차지한다. 그 외 대장 점막 30퍼센트, 세균 40퍼센트 정도의 비율을 유지하고 있다.

변비 환자의 경우에는 음식물 찌꺼기 부족으로 장운동이 정체되는 경우가 많다. 흰 밀가루로 만든 음식, 흰 쌀밥, 떡 등의 정제 탄수화물은 찌꺼기가 생기지 않는 식품으로 장운동을 저하시키는 주범이다. 육류도 식이섬유가 거의 없어 변의 용적량을 늘리는 데에 도움이 되지 않는다.

변을 잘 보려면 우선 식이섬유가 많이 든 식품을 섭취해야 한다. 식이섬유란 소장이 소화시키지 못하는 탄수화물의 총칭으로 수분에 의해 크게 부풀어 오르는 성질이 있다. 이로써 대변의 용량을 증가시키게 된다. 또한 1백조 마리에 달하는 장내 미생물 중 유익균의 먹이가 되어 효소를 생산한다. 미생물은 그 자체로 변의 3분의 1가량을 차지하는 만큼 이중으로 변비를 막는 효과가 있다.

반면 식이섬유가 부족한 장은 유익균이 먹을 것이 없기 때문에 부패균이 기승을 부리게 된다. 장내 환경이 좋지 않으면 가스, 변비, 설사가 발생한다. 이런 나쁜 물질이 장벽을 뚫고 혈액 속으로 침입할 경우 순환계는 큰 부담을 떠안을 수밖에 없다.

결론적으로 지용성 독소를 원활하게 배출하기 위해서는 식이섬유를 섭취해야 한다. 식이섬유가 많이 든 식품으로는 과일과 채소, 통곡물을 들 수 있다. 과일과 채소는 마음껏 먹어도 살이 찌지 않으므로 다이어트 중이더라도 안심하고 먹어도 좋다.

여기에 여러 잔의 물(생수 외에 과일즙, 채소즙 포함)을 섭취한다면 금상첨화일 것이다. 물은 미네랄과 비타민을 실어 나르는 통로이며 식이섬유를 부풀리는 역할을 한다. 수분을 잔뜩 머금은 식이섬유는 커다란 빗자루와 같아서, 대장 벽을 청소하는 효과가 있다. 식이섬유는 장벽에 달라붙어 있는 숙변과 독소를 깨끗이 쓸고 지나가는데, 이로 인해 대장암의 징조인 폴립의 형성을 방지할 수 있다. 그러므로 변비를 예방하는 것은 곧 대장암을 예방하는 길이기도 하다.

## 비만은 세포의 변비이다

대체적으로 부모가 뚱뚱하면 자식도 뚱뚱하다. 사람들은 그 이유를 식습관 탓으로 돌리기도 하고 체질 탓으로 돌리기도 한다. 사실은 두 가지가 혼합되었다고 보는 것이 옳다. 혹은 두 가지 문제를 동일하게 보는 것이 옳을 것이다. 고혈압, 고지혈증, 심근경색 등 만성질환을 앓는 사람들을 보면 상당수가 비만인 것을 알 수 있다.

모든 병이 그렇듯 원인을 알면 치유의 길이 있다. 비만은 근본적으로 세포의 변비이다. 세포 내에 있는 미토콘드리아는 인체의 소장과 비슷한 역할을 한다. 즉 이곳에서 혈액을 타고 들어온 영양물질이 에너지로 바뀌는데, 몸의 변비가 독소 배출을 막고 있을 경우 세포 또한 변비에 걸려 독소 배출의 길이 가로막히고 만다.

'세포 내 독소'란 구체적으로 활성산소를 가리키는 말이다. 앞에서 세포 내 소기관인 미토콘드리아가 유기물과 산소를 바탕으로 에너지를 만든다고 이야기했다. 이 과정에서 활성산소라는 그을음이 만들어지는 것이다. 발전소 굴뚝을 타고 검은 연기가 하늘로 퍼지듯, 원래는 미토콘드리아에서 발생된 그을음이 혈관을 타고 체외로 배출되는 것이 정상이다.

그러나 어떠한 이유로 인해 세포가 그을음을 밖으로 배출하지 못하고 내부에 가두고 있다고 생각해 보자. 변이 대장에 딱딱하게 뭉쳐 있는 것처럼 세포 내 독소가 배출되지 못한 상태로 세포 안에 뭉쳐 있는 것, 이것이 바로 세포의 변비이다. 세포의 변비는 만병의 근원이다.

세포 안에 존재하는 미토콘드리아의 개수는 기관마다 달라 세포 활동(생명 활동)이 왕성한 신경세포, 근육세포, 분비세포 등에 많이 모여 있다. 간세포에만 무려 1천 개에서 2천 개가량의 미토콘드리아가 존재한다.

2003년 존스 홉킨스 의대 팀은 권투 선수 무하마드 알리, 영화배우 캐서린 헵번이 앓는 파킨슨병의 원인이 활성산소임을 밝혀냈다. 미토콘드리아에서 생성된 그을음이 세포 밖으로 빠져나가지 못한 결과 세포막과 단백질을 공격해 세포 고유의 기능을 없애 버린 것이 파킨슨병이다.

　비만이라는 질환 역시 세포가 그을음을 처리하지 못하여 발생하게 된다. 체내 지방은 인체의 연료 창고로, 우리 몸은 쓰고 남은 여분의 땔감을 이곳에 보관한다. 정상적인 세포는 체내 지방을 에너지로 만드는 데에 아무런 문제가 없다. 그러나 활성산소를 배출하는 기능을 잃은 세포, 즉 변비에 걸린 세포는 땔감이 있는데도 불구하고 계속 영양분(탄수화물, 지방, 단백질)을 달라고 인체에 요구하게 된다.

　식습관이 체질을 만들고, 체질이 식습관을 형성한다. 정제 탄수화물을 좋아하는 사람은 세포의 노화가 빨라 정상인에 비해 지방 대사 능력이 떨어진다. 살찌는 체질이 되는 것이다. 이러한 체질은 여분의 땔감이 있음에도 불구하고 고열량의 식품을 선호한다. 지방 대사가 원활하지 않기 때문이다. 넘치는 열량은 복부 둘레를 넓히는 방향으로 나아가고 건강 상태는 악순환에 빠지게 된다.

─────────── 지식융합 ───────────

## 미토콘드리아를 협력업체로 삼다

발생학적으로 생명의 기원에는 두 가지 설이 있다. 산소의 공격을 피해 여러 개의 세포들이 뭉쳐 기관을 형성했다고 보는 것을 '세포막설'이라고 한다. 한편 독립된 생명체였던 미토콘드리아를 데려다가 세포 내 소기관으로 삼고 에너지 발전을 하게 된 것을 기원으로 보는 시각이 있다. '미토콘드리아 공생설'이 그것이다.

미토콘드리아 공생설에 의하면 우리의 선조세포는 원래 불사신이었다. 무공해 에너지 발전을 통해 세포분열만 하며 살았기 때문이다. 산소 없이 에너지를 만들면 많은 양의 에너지를 만들어 내지는 못해도 그을음이 발생하지 않아 원시세포는 죽지 않을 수 있었다. 몸이 낡았다 싶으면 똑같은 세포로 갈아입으면 그만인 것이다. 그러나 이런 삶이 재미있을 리 없다. 죽지는 않았다고 해도 살아 있다고도 할 수 없는 상태이기 때문이다.

그런데 주위를 둘러보니 산소를 이용해 대량의 에너지를 만들어 내는 친구가 있었다. 바로 호기성생물(산소를 좋아하는 생물)인 미토콘드리아였다.

미토콘드리아는 '식사'를 바탕으로 아주 많은 에너지를 생산해 냈는데 이 과정에도 문제는 있었으니 그을음이 발생한다는 것이었다. 활성산소라는 그을음은 세포를 빠른 속도로 늙게 만들었다. 새로운 세포로 갈아입는 데에도 한계가 있어 개체는 결국 죽음에 이르고 마는 것이다. 원시세포는 이러한 사실을 알았지만 미토콘드리아를 데려다가 에너지 발전을 시키기로 했다. 죽음을 대가로 활기찬 삶을 선택한 것이다. 우리의 선조세포가 미토콘드리아와 합체하면서 지구 생명체는 굉장히 다채로워질 수 있었다.

인간은 '식사'와 '호흡'을 통해 외부로부터 '영양소'와 '산소'를 받아들이며 산다. 이를 통해 대량의 에너지를 만들 수 있게 되었지만 죽음이라는 한계를 받아들여야 한다. 죽음은 피할 수 없는 인간의 숙명이다.

그러나 너무 슬퍼하지는 말자. 우리의 선조세포가 죽음을 감수하고 얻은 것을 생각하자. 의미 있는 삶은 죽음의 공포를 이길 만큼 값진 것이다. 살아 있는 동안 건강한 신체를 바탕으로 뜻있는 생을 산다면 언젠가 맞이하게 될 죽음은 오히려 하찮은 것이 아닐까.

---

──────────── 지식융합 ────────────

## '식약처'에서 인정한 건강기능식품은?

1. **활성산소를 제거하는 식품**-세포 내 그을음인 프리 라디칼을 제거하는 물질로 항산화 기능이 있는 식품이 포함된다. 대나무잎 추출물, 멜론 추출물, 복분자 추출물, 비즈왁스알코올, 코엔자임 Q10, 토마토 추출물, 포도 종자 추출물, 프랑스 해안송 껍질 추출물, 고농축 녹차 추출물, 클로렐라, 스피룰리나, 프로폴리스 추출물, 비타민 C, 비타민 E(과잉 복용 시 암 발병 위험 높임), 엽록소 함유 식물, 스쿠알렌 등이 있다.

2. **체지방 감소에 도움이 되는 식품**-당질과 지방의 소화, 흡수를 억제하는 가르시니아 캄보지아 껍질 추출물, 공액리놀레산(유리지방산), 공액리놀레산(트리글리세라이드), 그린마테 추출물, 녹차 추출물, 대두배아 추출물 등 복합물, 레몬밤 추출물 혼합분말, 중쇄지방산 함유 유지, 콜레우스 포스콜리 추출물, 히비스커스 등 복합 추출물, 깻잎 추출물, L-카르니틴 타르트레이트, 식물성유지 디글리세라이드 등이 있다.

3. **장을 건강하게 해주는 식품**-유익한 균이 장까지 살아서 가게 하고, 장내 유익균을 증식시키고, 배변 활동을 좋게 하는 물질이 이

에 해당된다. 갈락토올리고당, 프로바이오틱스, 라피노스, 락추로스 파우더, 밀 전분 유래, 난소화성 말토덱스트린, 프락토올리고당, 이소말토올리고당, 자일로올리고당, 커피만노올리고당 분말, 대두 올리고당, 목이버섯, 분말 한천, 알로에 겔, 알로에 전잎, 글루코만난, 대두 식이섬유, 밀 식이섬유, 보리 식이섬유, 아라비아검, 폴리덱스트로스, 차전자피, 이눌린 · 치커리 추출물 등이 있다.

# chapter 03

# 세포에 쌓인 독이
# 우리를 망가뜨린다

# 1
# 세포에 쌓인 독이 문제다

천수를 누린다는 말은 하늘이 주신 생명을 다한다는 의미이다. 건강 관리를 잘했을 때 인간이 누릴 수 있는 삶의 연수는 약 120년이라고 한다. 과학자들이 세포 속 DNA를 연구한 결과 약 120년으로 세팅되어 있다는 것이다. 그러나 120세까지 사는 사람은 극히 드물다. 왜일까. 왜 DNA에 새겨진 대로 살지 못하는 것일까. 이유는 한 가지다. 바로 독 때문이다. 몸에 쌓인 독을 완벽하게 해결하지 못하기 때문에 대부분의 인간이 천수를 누리지 못하는 것이다.

## 영양소가 들어올 자리를 빼앗은 독소

현대인은 어마어마한 독에 둘러싸여 있다. 대부분 입, 코, 눈, 귀를 통해 들어오지만 피부로도 많은 양이 유입된다. 독은 물질이라는 형태 외에

파동의 형식을 지니고 있다. 현대인의 경우 상당히 복잡한 환경에 놓여 있기 때문에 수많은 자극에 노출될 수밖에 없다. 이로 인해 인간의 몸속, 영양소가 들어올 자리를 독소가 차지하게 되었다.

아무리 좋은 것을 먹어도 소용이 없는 것은 바로 이 때문이다. 더러운 연못에 맑은 물을 한 컵 부어 봤자 더러운 물만 늘어난다. 달걀로 바위를 치는 격이다. 우리는 좋은 것을 먹기 전에 우선 몸에 쌓인 독을 제거해야 한다. 즉 비우기를 먼저 한 뒤에 채우기에 들어가야 한다. 이것을 '해독'이라 부른다.

해독에 있어 막중한 역할을 하는 것은 효소이다. 세포는 효소가 전달해 준 영양분을 통해 에너지를 만드는 일을 한다. 또 한편으로는 세포 스스로 분열하여 새로운 세포를 만들어 나가는데, 보통 하루에 1조 개 이상의 세포가 새로 태어나고 그만큼 죽는 것으로 알려져 있다. 우리 몸의 세포가 1백조 개인 것을 감안하면 백 일이면 80퍼센트 이상의 세포가 바뀌는 셈이다.

그렇다고 천편일률적인 것은 아니어서 근육세포, 신경세포 같은 '분화세포'의 경우에는 한 번 형성된 것이 절대 바뀌지 않는다. 뼈세포는 10년 정도 시간이 흘러야 교체되는 것으로 알려져 있다. 이러한 경우를 제외하면 대부분의 세포는 석 달을 기준으로 교체된다고 보면 된다. 세포학적으로 볼 때, 석 달 전의 나와 지금의 나는 같은 사람이 아니다.

헌 세포가 새 세포로 바뀌는 데에 석 달이 소요되기 때문에 해독에 걸리는 시간도 평균 석 달을 잡게 된다. 아무리 질이 나쁜 세포도 석 달만 지나면 깨끗한 세포가 된다니 놀랍지 않은가. 단 암 환자 같은 중환자의 경우 병든 세포가 정상 세포로 바뀌려면 더 오랜 시간이 필요하다. 당뇨의 경우 평균 여섯 달이 소요되며 암은 일 년을 잡는다.


## 서양의학의 출발은 해독이었다

서양의학이 현미경을 이용하여 진단을 수치화하기 시작한 것은 불과 1
백여 년 전이다. 그 이전까지만 해도 서양의학과 동양의학 간에는 큰 차
이가 없었다. 서양의학의 아버지 히포크라테스는 "부적당한 식사로 인
해 체내에 소화되지 않은 잔류물이 생기고 이 잔류물에서 발생한 독소
가 각종 기관으로 흘러들어 가 체액 이상을 일으킨 결과 각종 질병이 발
병한다"고 하였다. 즉 음식으로 인한 독소가 몸에 병을 일으킨다는 것
이다. 음식으로 인한 병은 음식을 통해 고치는 것이 정답이다.

산업화 이후의 급격한 식생활의 변화는 인류를 새로운 질병에 노출시
켰다. 세계는 산업화, 기계화 시대를 거쳐 어느덧 지식정보화 시대로 접
어들었다. 시대가 바뀌었으니 시대에 맞는 이론이 나와야 한다. 더 이상
합성화합물인 약으로 질병을 치료할 수 있으리라는 환상은 버려야 한
다. 우리는 자연에서 왔으므로 언젠가는 자연으로 돌아갈 수밖에 없다.
우리가 의지할 것은 결국 자연물이다.

동양의학은 생활환경 질환에 대하여 수천 년에 이르는 역사를 가지고
있다. 그만큼 임상 경험, 치료 경험도 풍부하다. 이제 우리에게 필요한
것은 이러한 임상 경험을 인체 세포에 적용하여 객관화시키는 일이다.
이 분야에 있어 서양의학으로부터 배워야 한다.

# 세포의 독소가 병을 만든다

서양의학은 주류 의학이라는 자만심을 버리고 병의 증상을 넘어 근본 원인을 찾아 들어가는 방법을 익혀야 할 것이다. 수치는 단지 지표로서 참고하는 것으로 만족해야 한다.

건강했던 인체가 병에 이르는 과정을 정리해 보자. 먼저 다섯 가지 생활환경의 문제가 세포에 영향을 주면 인체는 영양 불균형, 산소 부족, 저체온 상태가 된다. 여기서 주의해야 할 것은 결코 세포와 인체가 제각각 떨어진 존재가 아니라는 것이다. 세포가 모인 것이 곧 인체라는 점을 기억해야 한다.

세포의 혼란으로 인체가 불균형 상태에 빠지면 면역력에 구멍이 뚫리고, 항상성의 균형이 무너지게 된다. 마지막 단계에 나타나는 것이 증상이다.

증상은 사람에 따라 다양하게 나타난다. 비만, 감기, 당뇨, 고혈압, 고지혈, 불면, 관절염, 디스크, 우울증, 공황장애 등 우리를 괴롭히는 온갖 증상은 몸에 음식 독, 스트레스 독, 과로 독, 외부환경 독, 유전적 체질 독이 쌓인 결과이다.

독이 머리로 가면 두통이 되고, 허리로 가면 요통이 된다. 무릎으로 가면 관절염이 되고 호흡기로 가면 감기가 된다. 증상이 위중할 때는 직접적으로 세포부터 치료할 수 있다. 수술을 할 수도 있고 방사선 치료를 할 수도 있다. 그러나 조금이나마 시간적 여유가 있다면 다섯 가지 근본 원인을 제거하는 방향으로 나아가야 한다. 즉 음식을 비롯하여 생활환경을 바꾸어야 한다.

## 독소의 5단계

| | 분류 | 증상 및 질환 |
|---|---|---|
| 독소 1단계 | 일상생활불편 | **몸이 무거움, 피로감**<br>무기력감/식후 졸림/식후 어지럼증/소화불량/복부팽만/트림/입냄새/배변이상/변냄새/방귀냄새/화장지에 변이 많이 묻어남/쉽게 피로함/머리가 무거움/집중력 저하 |
| 독소 2단계 | 일상생활지장 | **체중증가, 체중감소, 소변장애**<br>숙면장애/불면/어지럼증/편두통/현기증/눈의 피로/눈이 침침함/충혈/이명/변비/과민성대장증후군/소변불편/만성피로/잦은 감기/건망증/식욕저하/역류성식도염/속쓰림/만성소화불량/가슴 답답/불안초조/우울감/수족냉증/복부냉증/복부비만/비만/부종/쥐가 잘남/피부트러블/여드름/화학물질 민감성 |
| 독소 3단계 | 검사수치에 잡힘 국소통증 퇴행 관련 질환 | **관절염, 염증성질환**<br>어깨결림/만성통증/공황장애/디스크/관절염/알레르기/섬유근막통증/통풍/치질/대상포진/천식/탈모/만성비염/불임/생리전증후군/지방간/간염/저혈압/고혈압/당뇨/골다공증/심혈관질환/고지혈증/빈혈/강직성 척추염/각종 면역질환/척추질환/대상포진 |
| 독소 4단계 | 검사수치에 잡힘 전신통증 주요기관 질환 | **만성염증, 퇴행성질환, 면역질환**<br>치매/골다공증/뇌졸중/류머티즘/자가면역질환/간질/결핵/중증 아토피/루푸스성 홍반/신장질환/자궁내막증/간경화/칸디다/크론병/파킨슨병/베체트병/골수염/다발성경화증/정맥염/쿠싱증후군/건선/섬유종/폐기종/궤양성 결장염/기타 희귀난치성 질환 |
| 독소 5단계 | 검사수치에 잡힘 악성질환 생명 연관 질환 | **악성염증**<br>각종 암/백혈병/홍반성 난창(SLE)/결절성 동맥주위염/교원병 |

# 2
# 효소는 우리 몸의 일꾼이다

세계 최초로 효소를 발견한 사람은 프랑스의 생화학자인 파앵과 페르소이다. 1833년, 두 학자는 맥아를 으깬 즙이 전분을 분해시키는 것을 발견하고 이 물질에 '디아스타아제'라는 이름을 붙였다. 디아스타아제는 아밀라아제(탄수화물 분해효소)의 일종으로 시중에서 소화제 형태로 판매되고 있다.

## 생명의 불꽃, 효소

과거에는 굶주림이 가장 큰 공포였기 때문에 사람들은 칼로리의 바탕이 되는 3대 영양소 즉 탄수화물, 단백질, 지방을 으뜸으로 여겼다. 이후 미네랄과 비타민의 중요성이 알려지면서 '5대 영양소'라는 용어가 자리 잡게 되었다. 그러나 이때에도 '효소'가 낄 자리는 없었다.

1943년 '효소학의 아버지' 에드워드 하웰 박사가 『효소영양학 개론』에서 효소를 '생명의 불꽃'이라 칭하면서 그제서야 그 중요성이 인식되기 시작했다. 50년의 세월이 흐른 지금은 효소가 9대 영양소에 포함되어 있다. 9대 영양소란 5대 영양소에 물, 식이섬유, 피토케미컬, 효소를 추가시킨 것이다. 효소는 가장 최근에 인정받은 영양소이지만 현대인에게 필요한 순으로 꼽자면 단연 으뜸이다.

흔히 효소라고 하면 소화를 돕는 물질 정도로만 생각하기 쉽다. 하지만 이것은 일부 기능일 뿐, 효소는 우리 몸속에서 상상도 할 수 없을 만큼 많은 일을 하고 있다. 효소가 없다면 살아 있는 생명체가 아닌 것이다.

## 효소는 우리 몸의 일꾼이다

인체에는 약 1백조 개의 세포가 있고 세포마다 생명을 유지시키는 공장이 들어서 있어 먹고, 소화시키고, 흡수하고, 배설하고, 번식하는 등 우리 몸에서 일어나는 것과 똑같은 반응이 일어난다.

또한 세포는 우리가 섭취한 탄수화물, 단백질, 지방을 연소시켜 에너지로 바꾸어 주는 아주 중요한 일을 한다. 공기 중에서 나무가 연소하여 에너지를 만들려면 보통 섭씨 4백 도가 되어야 한다. 만약 체내에서 탄수화물, 단백질, 지방을 연소시키기 위해 이 정도로 체온을 높인다면 인체는 즉시 타서 없어지고 말 것이다. 이런 것을 방지하는 것이 효소이다. 효소는 우리가 먹은 음식이 불과 36.5도의 체온으로도 탈 수 있도록 도와준다. 또한 체내 온갖 화학반응에 관여하여 생명을 영위할 수 있게 해준다.

효소는 인간 외에도 지구상에 존재하는 온갖 생명체의 생명현상에 관여한다. 씨앗의 싹이 트고, 성장하고, 열매를 맺고, 단풍이 들고, 동물이 숨 쉬고, 웃고, 먹고, 자고, 자손을 퍼뜨리고, 병을 이기고, 곰이 겨울잠을 자는 것도 모두 효소가 있기 때문에 가능한 일이다.

한마디로 효소는 우리 몸의 일꾼이라고 할 수 있다. 건축에 비유하면 설계사, 목수, 미장공, 타일공, 전기공, 배관공 등의 일을 모두 해내는 만능 일꾼이다. 이 일꾼은 평생에 걸쳐 우리 몸의 각종 기관을 지속적으로 관리해 준다. 집수리 전문가가 하수도가 새지는 않는지, 창문이 덜거덕거리지는 않는지, 벽지가 낡지는 않았는지, 전등이 나가지는 않았는지, 욕조에 때가 끼지는 않았는지 봐주는 것처럼 우리 몸에 어디 고장 난 곳이 없는지 살피는 일을 하는 것이다.

신체 내 1백조 개의 세포는 저마다 수백 종류의 효소를 보유하고 있는데, 효소는 세포 내에서 1초에 1백만 번에 달하는 작업을 수행한다고 한다.

하웰 박사가 효소를 '생명의 불꽃'이라 칭한 것도 효소가 없으면 인간이 생명을 유지할 수 없기 때문이다. 효소는 눈에 보이지 않지만 죽은 생명체에는 없고 오직 살아 있는 생명체에만 존재하는 것으로 동양의학에서 말하는 '기운'과 같은 의미이다.

## 효소의 종류는 밝혀진 것만 3천여 종

체내 효소는 정체가 밝혀진 것만 해도 3천여 종이 넘는다. 추측하기로는 3만여 종이 넘을 것으로 보고 있다. 그만큼 효소는 현대 의학에서 미지의 영역으로 남아 있다. 재미있는 것은 효소마다 각자 하는 일이 정해져 있다는 점이다. 이를 '기질 특이성'이라고 하는데 효소 하나당 한 가지 기질밖에 접촉하지 못한다는 뜻이다. 가령 아밀라아제 효소는 당분이라는 기질만 분해할 수 있고 단백질이나 지방은 소화시키지 못한다.

이처럼 고지식한 효소이지만 그 숫자가 어마어마하므로 못하는 일은 없다고 보면 된다. 효소는 크게 두 가지로 나눌 수 있다. 우리 몸속에 있는 효소인 '체내 효소'와 음식물 등에 있는 '체외 효소'가 그것이다. 체외 효소는 살아 있는 음식물 속에 들어 있는 '음식 효소'와 장내 미생물에 의한 '장내 발효효소'로 구분할 수 있다. 그리고 체내 효소는 '소화효소'와 '대사 효소'로 구분된다.

우리가 음식물을 섭취하면 각 기관은 음식의 종류에 따라 알맞은 소화효소를 분비한다. 탄수화물을 섭취하면 아밀라아제, 단백질을 섭취하면 프로테아제, 지방을 섭취하면 리파아제가 분비된다. 소화효소가 분비되는 곳은 침샘, 위, 췌장, 소장 등으로 우리가 음식을 먹을 때마다 침, 위액, 췌장액, 장액 등에 섞여 나온다.

소화효소가 맡은 바 임무를 완수하면 이번에는 대사 효소가 나서서 일을 하기 시작한다. 대사 효소는 소장에서 흡수된 영양분을 온몸에 보내는 일부터 혈관 청소, 염증 완화, 항암, 면역, 해독 등의 많은 일을 한다. 대사 효소가 얼마나 활성화되느냐에 따라 우리의 건강 유무가 달려 있는 것이다.

세포는 효소가 전달해 준 영양분을 전달받아 에너지로 전환하는데 그러는 동안 세포분열을 통해 새로운 세포를 만들어 나가는 일도 진행한다. 보통 하루에 1조 개 이상의 세포가 새로 태어나고 그만큼 죽는 것으로 알려져 있다.

## 소화효소를 아껴야 대사가 원활해진다

효소는 잠재 효소의 형태로 몸속에 머물러 있다가 필요에 따라 소화효소가 되기도 하고 대사 효소가 되기도 한다. 소화효소와 대사 효소는 시소 관계에 있어, 어느 하나를 많이 사용하면 다른 하나가 부족해진다.

우리가 과식을 하거나 가공식품, 백설탕이 든 식품, 정제식품, 동물성 식품 등 소화시키기 어려운 음식을 먹으면 체내 효소의 대부분이 소화효소로 변하게 되는데 그렇게 되면 대사 효소는 그만큼 모자랄 수밖에 없다. 대사 효소가 부족하면 세포는 폐업 상태에 돌입한다. 그날 안에 처리해야 할 독소 배출, 지방 분해, 혈관 청소, 세균 무찌르기 등의 일이 다음날로 미루어지는 것이다.

이러한 일이 반복될 경우 신진대사에 제동이 걸리면서 건강이 나빠지게 된다. 처음에는 속이 더부룩하고 피로감이 찾아오는 등 본인만 알 수 있는 경미한 증상(독소 1단계)이 나타나다가 갈수록 피부가 거칠어지고 뾰루지가 나고 붓듯이 살이 찌는 등 남 보기에도 확연할 정도로 증상이 드러나게 된다. 이쯤 되면 독소 2단계에서 3단계라고 할 수 있다.

이것이 심해지면 혈압이 올라가고 당뇨 수치가 올라가는 등 만성질환으로 굳어지게 된다. 즉 독소 4단계에 도달하게 된다.

모든 대사 질환, 만성질환은 잠재 효소가 얼마만큼 자기 일에 충실하느냐, 그렇지 못하느냐에 달려 있다. 소화 업무가 과중할 경우 잠재 효소는 체내 노폐물을 처리하지 못하게 되는데 그 결과 피가 오염되고 세포가 오염된 끝에 영양 불균형, 산소 부족, 저체온 상태에 이르게 된다. 마지막 종착역은 암을 비롯한 악성질환이다.

식사의 의미는 활동에 필요한 에너지를 얻고 세포를 재생하는 데 있다. 소화효소를 소진시킬 정도로 많은 음식을 먹거나 세포가 싫어하는 음식을 먹는 것은 식사의 의미를 퇴색시키는 일이다. 콩 심은 데 콩 나고, 팥 심은 데에 팥 나듯이 좋은 식습관을 들여야 좋은 세포를 만들 수 있다.

## 완전효소는 미네랄, 비타민이 있어야 완전체가 된다

단백질만 가지고 활성화되는 효소를 '단순 효소(소화효소)'라고 하고, 미네랄, 비타민 등 조효소가 있어야 완전체가 되는 효소를 '완전 효소(복합 효소)' 또는 '복합활성 효소(holoenzyme)'라고 한다. 단순 효소는 소화효소와 연관이 있고, 완전 효소는 대사 효소와 관계가 깊다.

완전 효소가 인체 내에서 일을 하려면 조효소(coenzyme)인 미네랄, 비타민이 반드시 필요하다. 즉 가공되지 않은 자연식품에 많이 들어 있는 아연(Zn, 원소번호30)은 '폴리메라아제'와 만나야만 효소가 세포 재생에 관여할 수 있다. 아연이 부족하면 어린이에게 습진, 피부 질환, 탈모, 여드름이 발생할 수 있으며 심한 경우 자폐증이 나타나기도 한다.

견과류에 많이 든 마그네슘(Mg, 원소번호12)은 효소 'APT아제'의 보조인자로 생체 대사를 조절하는 일을 하며, 최근 들어 부쩍 조명받고 있는 셀레늄은 '글루타티온 과산화효소'의 보조인자로 활성산소를 제거하는 데에 탁월한 효과가 있다. 셀레늄은 흙에 포함된 광물질로 거의 모든 식물성 식품에서 발견된다.

비타민은 발견된 순서에 따라 A, B, C, D 등의 이름을 가지는데 채소와 통곡물에 많이 들어 있는 미량원소를 일컫는 용어이다. 비타민 B 복합체(티아민, 리보플라빈, 나이아신 등)가 대표적인 조효소로 비타민 B1(티아민)이 부족하면 각기병, 심장병, 만성피로 등의 증상이 나타난다. 비타민 B1이 많이 든 식품으로는 견과류, 현미 등을 들 수 있다.

녹색 채소에 풍부하게 든 비타민 B2(리보플라빈)는 체내 효소와 만나 세포 재생에 관여한다. 비타민 B2가 부족할 경우 구강염, 탈모, 피부염 등의 증상이 나타난다. 비타민 B3(나이아신) 역시 짙은 녹색 채소에 많이 들어 있고, 비타민 B6는 밀, 옥수수, 감자에 풍부하게 들어 있다.

미네랄, 비타민을 미량원소라고도 하는 것은 적은 양만 가지고도 효소를 활성화시킬 수 있기 때문이다. 약국에서 파는 종합 비타민제는 몸이 필요로 하는 미량원소의 종류를 충족시키지 못하지만, 밭에서 딴 딸기 한 개에는 현대 과학이 파악하지 못한 수만 가지의 미량원소가 들어 있다. 이러한 미량원소들이 퍼즐 조각처럼 효소와 결합하여 자기 일을 시작하는 것이다. 소량이라도 좋으니 수시로 과일과 채소를 챙겨 먹는 것이 건강을 지키는 비법이다.

# 효소는 쉽게 죽지 않는다

효소는 위산에 약하기 때문에 먹어 봤자 소용이 없다는 말을 하는 사람들이 있다. 물론 효소는 위산에 약하다. 그러나 위에서 힘을 잃었다고 해서 그냥 사라지는 게 아니다. 효소는 비활성화된 상태로 있다가 장으로 내려가 장내 유익균의 먹이가 된다. 단순하게 죽었다고 보기보다는 잠시 활동을 멈춘 것이라고 보는 게 옳다.

무엇보다 효소는 위로 넘어가기 전에 구강 내 점막을 통해 인체에 다량 흡수된다. 구강은 몸 밖과 몸 안을 연결하는 부위로, 점액으로 뒤덮여 있기 때문에 장내 환경과 매우 유사하다. 우리가 생각하는 것보다 훨씬 강한 흡수력을 가지고 있는 것이다.

효소는 열을 가하지 않는 이상 잘 죽지 않는다. 보통 효소는 섭씨 48도에서 두 시간, 50도에서 20분, 53도에서 2분까지 견딘다.

열에 약한 효소이지만 또한 낮은 온도에서도 활성화되지 않는다. 체내 효소를 활성화시키기 위해서는 체온을 유지하는 일이 중요하다. 장시간 추위에 노출되지 않도록 주의해야 하며 여름이더라도 찬 음식은 멀리해야 한다. 특히 에어컨 바람을 오래 쐬는 것은 체내 효소를 활성화시키는 데에 방해가 된다.

한편 효소는 산소의 공격에 강하기 때문에 식품에서 따로 분리하여 보충제 형태로 만드는 일이 가능하다. 시중에서 판매되는 효소 보충제의 경우, 발효식품을 이용하게 된다. 곡류, 해조류, 약초 등을 발효하여 미생물의 수를 증강시키면 유익균이 대량의 효소를 만들어 낸다. 이것을 추출하여 보충제로 만드는 것이다.

그러나 효소 보충제보다 좋은 것은 유기농으로 재배된 신선한 채소, 제철 과일, 견과류를 충분히 먹는 것이다. 시중에는 유산균으로 발효시킨 다양한 제품들이 나와 있다. 콩 등 식물성 식품을 발효시킨 제품은 장내 환경을 좋게 만드는 일을 한다. 변비나 설사가 심한 사람은 유산균으로 발효시킨 제품을 꾸준하게 먹으면 좋다. 그러나 가장 저렴하고 손쉬운 것은 소식을 통해 소화효소를 아끼고 채소, 과일, 견과류를 날것으로 먹음으로써 음식 효소를 보충하는 것이다.

음식 테라피 분야에서도 보충제보다는 천연식품에 든 미네랄, 비타민, 피토케미컬을 통해 세포의 자생력을 찾아주는 데에 초점을 맞추고 있다. 세포만 살리면 병은 저절로 낫게 되어 있다. 다시 말하지만, 병을 고쳐야 건강한 게 아니라 건강해야 병이 낫는 것이다.

# 3
# 세포를 살리기 위한 첫걸음, 해독

신은 인간을 설계할 때 독에 대비하여 거의 완벽한 해독 시스템을 갖추어 주었다. 음식 독의 경우 장에서 상당량이 제거되며, 간이나 혈액으로 흘러들어 간 것은 대사 효소가 처리하는 것이 정상이다.

현대인의 문제는 유입되는 독의 양이 너무 많아 장이 해결하지 못한다는 데에 있다. 소화효소와 대사 효소는 시소 관계에 있어, 내 몸에 맞지 않는 음식으로 소화효소를 많이 소비하면 대사 효소가 일을 하지 못하게 되어 대사성 질환인 암, 고혈압, 당뇨 등이 발생하는 것이다.

## 서양의학과 동양의학의 대결은 무의미하다

서양의학에서는 세포의 중요성은 가르쳐 놓았으나 정작 세포를 살리는 일에는 무심하다. 세포가 아픈데도 눈에 보이는 증상만 고치려 드니 병이 낫지를 않는 것이다. 환자도 증상 완화 외에는 방법이 없는 줄 알고 완치는 꿈도 못 꾸는 상태이다. 평생 고혈압약, 고지혈증약, 당뇨약, 심장약, 천식약 등을 먹는 것을 당연하게 받아들인다.

서양의학과 동양의학은 대결할 필요가 없다. 왜냐하면 둘 다 같은 이야기를 하고 있기 때문이다. 의학의 목적이 무엇인가. 생명을 살리는 것이 아닌가. 생명의 근원은 세포이다. 그리고 서양의학과 동양의학의 공통적인 목표는 '세포 살리기'이다. 결국 '세포를 어떻게 살릴 것인가'가 의학계의 숙제라고 할 수 있다.

세포를 살린다는 말을 달리 표현해 보자. 세포를 살린다는 것은 세포를 병들게 하는 독소를 외부로 배출한다는 뜻이다.

그 전에 '산다는 것'에 대해 생각해 보자. 산다는 것은 독을 조금씩 받아들이는 일이다. 인간은 삶을 유지하기 위해 먹고 마시고 숨 쉬고 활동하는데 이 과정에서 독이 들어온다. 살아 있는 한 인체는 독으로부터 자유로울 수 없다. 인간은 독으로 인해 병들며 독으로 인해 죽는다. 늙는다는 것은 독으로 인해 세포가 쭈글쭈글해졌다는 의미이다. 결국 우리가 건강을 지키기 위해서는 독은 최소한으로 받아들이고, 되도록 많은 독을 내보내는 방법밖에 없다.

## 독이 들어오는 길

독이 들어오는 길에는 다섯 가지가 있다. 음식, 스트레스, 과로, 환경, 유전이 그것이다. 다행인 것은 독은 들어오는 길만 있는 게 아니라 나가는 길도 있다는 것이다. 독이 나가는 길은 대변, 소변, 땀, 호흡, 머리카락 등이다. 우리는 생활 속에서 독을 받아들이지만 화장실에서, 목욕탕에서, 운동장에서, 친구를 만나 웃고 떠들면서 매 순간 독을 배출한다.

우리 몸속에 축적된 독소는 크게 네 가지 형태를 띤다. 혈액, 림프액, 체액 속에 녹아 있는 수용성 독소가 첫 번째요, 내장지방, 피하지방 등에 녹아 있는 지용성 독소가 두 번째이다. 활성산소와 같은 기화성 독소는 세 번째 독이다. 마지막으로 생활용품, 식품 등에 들어 있는 수은, 비소, 카드뮴, 납 같은 중금속을 들 수 있다.

소변과 땀은 수용성 독소가 빠져나가는 길이다. 수분 섭취를 늘려 소변을 통해 수용성 독소가 자주 빠져나가도록 해야 한다. 적당한 운동과 사우나도 독소 배출에 도움이 된다. 땀을 통해 독소가 배출되기 때문이다. 승용차가 일반화되면서 걷는 것조차 안 하는 사람이 많다. 하루 30분 운동은 체온을 올려 주어 수용성 독소를 배출하는 데에 도움이 된다.

대변은 지용성 독소가 빠져나가는 통로이다. 서구식 식습관으로 인해 갈수록 콜레스테롤 등 지방이 문제가 되기 때문에 원활한 배변을 통해 불필요한 지방을 몸 밖으로 내보내는 일이 중요해졌다. 냄새가 심한 변, 색이 붉거나 검푸른 변, 묽은 변, 딱딱한 변은 건강에 이상이 있다는 신호이다. 반면 뜬 변, 황금색 변, 자루 모양의 변, 냄새 없는 변은 건강한 변이다. 이런 변을 매일 볼 수 있어야 한다.

호흡은 스트레스 독을 배출하는 통로이다. 가슴이 답답하면 자기도 모르게 깊은 숨이 쉬어지는데 한숨은 독을 바깥으로 내보내려는 인체의 자기 치유 노력이다. 스트레스 독의 경우에는 음식 해독만으로는 한계가 있어 다양한 측면에서 해독을 시도해야 한다. 자세한 것은 뒤에 이야기하겠지만 웃음, 운동 등 고전적인 방법 외에 제대로 된 호흡법을 익혀야 한다.

한편 인간의 머리카락도 몸에 축적된 중금속을 배출하는 통로 역할을 한다. 환자들의 머리카락 성분을 분석해 보면 상당량의 중금속이 발견된다. 머리카락은 신체의 일부분인 동시에 외부와 연결된 통로이기 때문에 이곳도 충분히 노폐물 배출의 창구가 될 수 있다. 우리의 자연치유력은 몸속의 노폐물을 내보내기 위해 외부와 연결된 길을 찾아 헤매는데 건강한 사람의 머리카락은 윤기가 흐르지만 그렇지 못한 사람은 머릿결이 푸석푸석하고 중간에 끊어지는 것을 알 수 있다.

이처럼 독은 들어오기도 하고 나가기도 한다. 이런 균형이 무너질 때 찾아오는 게 병이라는 불청객이다. 모든 병은 독의 들어오고 나가는 균형이 깨진 결과 나타나는 것이다. 둘의 조화를 바로잡지 않는 이상 세포를 살릴 수 있는 방법은 없다. 동서양 통합의학에서 디톡스, 곧 해독을 중요하게 생각하는 것은 독을 제거해야 생명의 근원인 세포를 살릴 수 있기 때문이다. 해독은 곧 세포 치료학이다.

## 약의 해악

많은 사람들이 아무 생각 없이 약을 먹고 있다. 그러나 약이 인체에 얼마나 해로운지 그 진실을 알게 된다면 누구도 쉽게 약물을 복용하지 못할 것이다. 병원에서 처방하는 약의 대부분은 화학 합성물질이다. 즉 화학물질에 분자상의 화학적 변환을 가한 것으로 우리 세포에게는 매우 낯선 것이다. 이런 것을 지속적으로 먹게 되면 세포는 스트레스를 받을 수밖에 없다.

병을 고치기 위해 먹기 시작한 약이 오히려 병증을 가중시키고 건강하지 못한 죽음에 이르게 하는 것이다.

오랫동안 고혈압약, 당뇨약을 복용해 온 환자의 경우에도 약을 끊고 음식 조절만 제대로 해도 여러 증상이 사라지는 것을 임상 예에서 수없이 보아 왔다. 약을 먹으면 처음에는 효과가 있는 듯하다. 두통이 사라지고 열이 떨어지고 기침이 멎는다. 하지만 장복할 경우에는 오히려 인체에 치명적인 문제를 일으키게 된다. 약은 정말 급한 경우에 한하여 단기간 사용에 그쳐야 한다.

---

지식융합

---

### 건강한 대변이란

1. 변 냄새가 독하지 않다.

2. 방귀 냄새가 독하지 않다.

3. 황금색이다.

4. 물에 뜬다.

5. 바나나 모양이다.

6. 용변 후 화장지에 변이 묻지 않는다.

---

# 4
# 뿌리가 건강하면
# 잎사귀의 병도 낫는다

식물이 뿌리를 통해 양분을 흡수하여 생명을 유지하듯이 인체는 장을 통해 영양분을 흡수한다. 흙이 오염되거나 뿌리가 병들면 나무가 시들듯이 인체도 장이 병들면 시들시들 앓게 된다. 반대로 식물의 뿌리가 건강하면 잎사귀와 가지, 열매 모두가 튼실하다. 또한 장이 건강하면 인체의 각 기관도 튼튼해진다. 질병을 예방하고 노화를 늦추려면 장 관리가 우선시되어야 한다.

## 장은 인체의 뿌리이다

장(腸)이란 위(胃)에서 항문까지 이르는 길을 가리킨다. 입에서 식도까지의 길이를 재면 총 45센티미터인데 이를 제외하고 장의 총 길이만 무려 8미터에 달한다. 위장과 십이지장을 합쳐 0.5미터, 소장이 6미터, 대장이 1.5미터이다. 참고로 동양인이 서양인보다 80센티미터가량 더 길다고 한다. 초식동물이 육식동물보다 장의 길이가 더 길 듯이 채소 위주의 식생활을 해온 동양인이 서양인에 비해 장의 길이가 더 긴 것은 당연한 일일 것이다. 장이 길기 때문에 동양인은 서양인에 비해 상체가 길다.

우리가 섭취한 음식이 장을 거쳐 항문으로 배출되기까지는 약 열두 시간에서 스물네 시간이 걸린다. 이 시간은 청국장 제조기에서 콩이 발효되는 시간과 거의 일치한다. 장의 상태만 좋다면 우리가 먹은 음식물도 장내 미생물에 의해 발효될 수 있다는 이야기이다. 음식물이 발효를 거치면 유익 성분이 증대되어 세포에 질 좋은 양분을 공급할 수 있게 된다.

소화 과정을 살펴보면, 우리가 음식물을 섭취하면 위는 그것을 잘게 잘라 분해하는 일을 맡는다. 식품 조리 시 죽이나 즙의 형태로 만드는 것은 소화 사업의 아웃소싱이라고 할 수 있다.

소장은 최종적으로 음식물을 아주 작은 분자로 만드는 일을 한다. 소장 앞부분의 내벽에는 소화샘이 있어 이곳에서 소화액이 나오는데 이 소화액은 간과 췌장에서 생산된 것으로 커다란 덩어리였던 탄수화물을 단당류인 포도당으로, 단백질을 아미노산으로, 지방의 경우 두 분자의 지방산과 한 분자의 모노글리세리드로 분해한다.

이렇게 잘게 잘린 영양소를 혈관으로 이동시키기 위해서는 상당히 넓은 면적의 흡수 기관이 필요하다. 소장 안쪽 벽의 표면에는 주름이 있는데 이 주름에는 많은 돌기가 나 있다. 돌기의 표면에는 미세융모가 촘촘히 나 있어 영양분과의 접촉 면적을 증가시키게 된다. 이것을 모두 펼치면 테니스 코트의 두 배, 피부 표면적의 200배 넓이에 해당된다.

대장은 찌꺼기를 처리하는 역할을 하는데, 이때 점액을 분비하여 오염원을 코팅한다. 독성물질이 장에 흡수되는 것을 막는 것이다. 대변을 분해해 보면 3분의 1은 음식 찌꺼기, 3분의 1은 세균, 나머지 3분의 1은 장에서 떨어져 나온 점막임을 알 수 있다.

상한 음식이 체내로 들어오면 장은 곧바로 설사 작용을 일으킨다. 설사는 독을 빨리 배출시키기 위한 인체의 응급처치 작용이다.

## 장내 미생물은 제3의 장기이다

대장에는 수많은 박테리아가 기생하는데 대표적으로는 대장균이 있다. 대장균은 사실 나쁘기만 한 균이 아니다. 식품의 위생검열을 할 때 대장균을 지표로 삼는 것은 대장균이 존재하는 곳에는 다른 세균이 존재할 위험성이 크기 때문이다.

대장균은 좋은 균도, 나쁜 균도 아닌 '중간균'이다. 중간균이란 장의 상태에 따라 유익균도 되고 유해균도 되는 균을 말한다. 장의 상태가 좋을 때는 장내 발효를 돕는 유익균으로 지내다가 장내 환경이 안 좋아지면 언제 그랬냐는 듯이 변비, 설사, 복통 등을 유발하는 나쁜 균으로 돌변한다. 때에 맞춰, 상황에 따라 유해균이 되기도 하고 유익균이 되기도 하는 박쥐 같은 균이 대장균이다. 그밖에 대장균은 장내에서 비타민을 합성하는 매우 중요한 일도 한다.

소화, 발효, 비타민 합성 등의 일을 하는 장내 미생물을 우리는 유익균이라 부르며 제3의 장기로 본다. 오장, 육부에 이어 가외로 생명 활동을 담당하는 장기라는 뜻이다.

우리 몸에는 약 4백조 마리의 미생물이 질, 구강, 대장, 피부 등에 흩어져 살고 있다. 인체 세포의 네 배에 달하는 어마어마한 숫자이며 전체 양만 1.5킬로그램이다. 그중 1백조 마리가 대장에 살며 무게로는 400그램 정도가 된다. 2만 종의 효소가 일꾼이라면, 4백조 마리의 미생물은 외부에서 들여온 용병인 셈이다. 아침마다 황금색 변을 본다면 용병이 장을 잘 지켜 주고 있다는 뜻으로 해석해도 좋을 것이다.

냄새 없는 황금색 쾌변은 대장균이 유익균 쪽에 붙어 있음을 뜻하며, 반대로 모양이 나쁘고 냄새가 지독한 변은 장내 환경이 악화되어 장내 유해균 수가 증가했다는 의미이기 때문에 빨리 개선해야 한다. 대장균 같은 중간균을 유익균으로 끌어들이기 위해서는 무엇보다 장내 환경을 좋게 만드는 식품을 섭취해야 한다.

장에 가장 좋은 식품은 섬유소라고도 불리는 '식이섬유'이다. 식이섬유는 장이 소화시키지 못하는 당분의 총칭으로 과일, 채소에 많이 들어 있다. 장이 소화시키지 못한다고 해서 이것이 그냥 변으로 배설되는 것은 아니다. 식이섬유는 장내 미생물의 먹이가 된다. 1백조 마리나 되는 많은 장내 미생물을 먹여 살리려면 식이섬유를 보통 많이 섭취해야 하는 게 아니다. 식이섬유를 배불리 먹은 유익균은 부산물을 내놓는데 이것이 바로 효소이다. 과일과 채소를 섭취하면 그 자체로 음식 효소를 섭취할 수 있어 좋으며 우회적으로는 효소를 생산하는 효과가 있다.

반면 장내 환경을 악화시키는 음식도 있다. 가공식품, 인스턴트식품, 동물성 식품, 밀가루 음식, 설탕이 든 음식 등이 그것이다. 가공식품의 경우 첨가물 때문에 그 자체로도 유해하지만 식이섬유가 거의 없어 장내 유익균을 굶겨 죽이고 유해균의 먹이가 되기 때문에 간접적으로 장내 환경을 악화시킨다.

제3의 장기인 유익균을 제대로 활용하기 위해서는 페트병 주스 대신 생과일주스를, 고기 대신 콩을, 과자 대신 과일을 먹어야 한다. 장내 유익균의 숫자가 부족하면 대장균이 유해균으로 돌변하여 단백질을 부패시키고 지방을 산패시키며 탄수화물을 이상 발효시키는 일이 벌어진다. 신트림이 나고, 변비가 심하고, 방귀가 잦고, 입 냄새가 심하다면 장내 환경이 좋지 않다는 신호이므로 빨리 식습관을 바꿔야 한다.

## 비염, 아토피, 알레르기 등 면역질환의 근본 원인은?

또한 유해균은 장을 차갑게 만든다. 장이 차가워지면 비염, 아토피, 알레르기 반응이 일어난다. 장은 인체 면역의 70퍼센트 이상을 담당하는 기관이다. 장에서 1차 해독을 마친 영양분은 간으로 보내져 정교한 해독 과정을 거치는데, 이때 제대로 해독되지 않은 것은 마지막 관문인 백혈구에 이르러 최종적인 해독 단계를 밟게 된다.

장이 차가우면 장의 면역 기능이 떨어지기 때문에 인체는 자기 보호 작용을 통해 면역 체계를 과하게 가동시킨다. 비염, 아토피, 알레르기는 면역력이 떨어져 나타나는 현상이 아니라 면역 기능이 과도하게 발현된 것이다. 성장기 어린이의 경우 오장육부가 완성되지 않았기 때문에 면역 과잉 혹은 면역 저하 현상이 성인보다 빨리 나타나게 된다.

그러나 어려서 천식이 심했던 사람도 성인기에 들어서면 증상이 호전되는 것을 볼 수 있다. 성인기는 효소의 활동이 왕성할 뿐만 아니라 장내 미생물의 숫자도 가장 많을 때이다. 그런대로 장이 따뜻하기 때문에 면역력이 정상을 찾는 것이다. 젊어서는 잠잠했던 천식이 노년이 되면 다시 심해진다. 노인의 천식은 더 이상 장이 따뜻하지 않음을 뜻한다.

장내 미생물의 숫자는 15세에서 20대까지가 가장 많은데 70대가 되면 5분의 1로 감소하게 된다. 1백조 마리나 되던 장내 미생물이 20조 마리 이내로 줄어드는 것이다. 장이 차가워지는 것이 당연하다. 노년일수록 생과일, 생채소 등 효과가 살아 있는 식품과 식이섬유, 유산균이 많이 든 식품을 섭취해야 장 건강, 신체 건강을 지킬 수 있다.

음식을 먹을 때는 천천히 꼭꼭 씹어 먹어야 하며, 한꺼번에 너무 많이 먹거나 침과 섞지 않고 급하게 삼키면 장내 미생물이 발효시킬 틈을 얻지 못하여 부패하게 된다. 그밖에 외부적으로도 배의 보온에 신경을 써야 한다. 차가운 음식은 금하고 생강, 부추, 마늘 등 따뜻한 성질의 음식을 상복해야 한다.

## 자연에서 썩지 않는 것은 몸에서도 소화되지 않는다

플라스틱 지방인 트랜스 지방은 발효가 불가능한 식품이기 때문에 인체에 독이 된다. 플라스틱 용기, 페트병처럼 썩지 않는 물건이 자연을 황폐화시키듯이 자연 상태에서 소멸되지 않는 식품은 배 속에서도 발효되지 않는다.

튀긴 음식, 과자는 트랜스 지방 덩어리이기 때문에 장 건강을 위해서는 먹지 않는 것이 좋다. 방부제가 많이 든 식품도 미생물이 싫어하는 음식이다. 슈퍼마켓에서 파는 라면, 과자 등을 보면 유통기한이 6개월 이상인 것이 많은데 이런 제품에는 방부제가 들어 있어 장내 발효를 방해한다.

발효가 일어나지 않으면 장이 차가워지고, 장이 차가워지면 발효가 일어나지 않는다는 점을 명심하자. 경제학에서 말하는 빈익빈, 부익부 현상은 장 건강에도 해당된다. 장이 건강한 사람은 신체도 건강하고 장의 상태도 더더욱 좋아지지만, 장이 나쁜 사람은 신체 건강도 나쁘고 장 건강도 점점 나빠진다.

<hr>

### 지식융합

### 인간의 위와 소의 반추위가 닮았다고?

잘 알려져 있듯이 소는 네 개의 위를 통해 반추(되새김질)를 하는 농물이다. 반추란 초식동물 특유의 소화법으로, 기회가 될 때 많은 양의 풀을 배 속에 확보해 두었다가 안전한 곳에서 다시 꺼내 씹는 것을 말한다. 소의 반추위 즉 혹위(제1위), 벌집위(제2위), 겹주름위(제3위)에는 다량의 미생물이 살고 있어서 먹이를 우선 소화시키는 발효통 역할을 한다. 여러 차례 입과 위를 들락날락한 커드(풀 덩어리)는 아밀라아제와 미생물로 인해 반쯤 소화된 상태에서 주름위(제4위)로 넘어가 마지막 소화 과정을 거친다.

그런데 인간의 위에도 소의 위를 연상시키는 반추위의 흔적이 있다 (흔적이 아니라 진화해 가는 중이라고 말하고 싶다). 위의 상부에 있는 '위저부(胃低部)'가 그것이다. 상부에 있으면서도 아래에 있다는 뜻의 '위저'라는 이름이 붙은 것은 개복수술을 할 때 가장 나중에 나타나는 부위이기 때문이다. 배를 가르면 위장의 아랫부분부터 드러난다.

인간이 침과 함께 씹어 삼킨 음식물은 위저부에 이르러 약 30분 가량 머물러 있게 된다. 위저부가 식도와 가장 가까운 곳에 있는 것은, 음식물이 침과 섞인 상태에서 음식의 자기분해효소를 이용하기 좋기 때문이다. 본격적인 소화가 일어나기 전에 발효를 시키는 곳이 바로 위저부이다.

위저부가 존재하는 이유는 무엇일까. 소화효소를 아끼기 위함이 아닐까. 되새김질의 과정만 없을 뿐 결국 인간도 제1위를 통해 사전 소화를 거치는 셈이다.

위저부를 제대로 활용하기 위해서는 식전에 과일을 먹어야 한다. 식후에 먹는 것은 큰 의미가 없다. 또한 음식을 먹을 때는 꼭꼭 씹어 먹어야 하며, 음식 효소가 살아 있는 생채소를 섭취해야 한다. 제철 과일이 좋은데 알맞게 잘 익어 효소가 듬뿍 든 것을 선택해야 한다. 더 자세한 것은 뒤에서 다시 다루기로 하고, 여하튼 이렇게 하면 선천적으로 잠재 효소가 적은 사람도 얼마든지 건강을 지킬 수 있다.

---

# 5
# 다친 세포를 치료하는 피토케미컬

육류의 경우에는 좋다, 나쁘다 하는 찬반양론이 있지만 과일과 생채소에 대해서는 어떠한 이견도 있을 수 없다. 과일과 생채소가 좋은 것은 지방, 단백질, 탄수화물이 골고루 들어 있는 데다 아무리 많이 먹어도 살이 찌지 않기 때문이다. 살이 찌기는커녕 스스로를 분해하고 다른 음식의 소화를 돕기 때문에 지방 축적을 방지하고 체내 소화효소를 아껴준다. 과일과 생채소에는 생리화학물질이 다량으로 들어 있어 마치 인공지능처럼 우리 몸속에서 자연스럽게 자기 역할을 조정한다. 즉 지방을 분해하고, 근육을 보강하고, 다친 세포를 치료한다.

## 전체 식품은 9대 영양물질의 보고이다

과일과 채소의 영양물질을 효과적으로 취하려면 껍질은 물론이고 뿌리까지 식품 전체를 먹는 것이 좋다. 동식물의 피부 혹은 껍질의 효능은 놀라울 정도인데 산소, 벌레, 천적 등 외부의 위험요소로부터 스스로를 지키는 기능이 뛰어나다. 껍질 세포는 다른 세포보다 조직이 치밀하여 영양물질이 함축되어 있으며 자신을 치료하는 물질이 들어 있다.

피부에 상처가 나면 곧 새살이 돋아 처음의 상태로 돌아가는 것을 경험하였을 것이다. 나무껍질이나 과일 껍질도 마찬가지이다. 생채기가 난 자리에는 이전보다 더 두꺼운 껍질이 생겨나 적극적으로 자기를 보호한다.

식물에 든 이러한 생리화학물질을 피토케미컬이라고 한다. 보통 한 가지 종류의 과일, 채소에 1만 가지 이상의 피토케미컬이 들어 있다. 토마토의 경우 라이코펜 성분이 많은 것으로 유명하지만 이는 토마토가 지닌 수많은 항산화물질의 하나일 뿐이다. 토마토에는 라이코펜 외에도 1만 종류 이상의 강력한 항산화물질, 항암물질이 포함되어 있다.

사과는 변비와 심장질환을 예방하는 식품으로 유명하지만 실제로는 더 많은 일을 한다. 세포의 독소를 청소하고, 다친 세포를 치료하며, 지방을 분해하고 근육을 강화하는 기능이 있다. 브로콜리, 양배추에 든 피토케미컬도 이와 유사한 일을 한다. 세포의 청소와 치료는 물론이고 암세포를 죽이고 두뇌 시냅스를 연결하며 면역력을 증강시킨다. 콩류에는 세포 내 DNA 손상을 예방하는 물질이 많은 것으로 유명하지만 세포 내 독소를 제거하고 지방을 분해하고 근육을 보강하는 등 더 중요한 일을 많이 한다.

이렇게 아까운 성분을 훼손하지 않으려면 식감이 좋지 않더라도 채소의 뿌리, 줄기, 잎사귀를 모두 먹어야 하며 껍질을 버리지 말아야 한다.

## 보충제는 자연식의 능력을 넘어서지 못한다

과학자들이 암에 관한 연구를 진행하던 중 베타카로틴 수치가 높은 사람들에게서 공통적으로 암 발병률이 낮은 것을 발견했다. 베타카로틴은 활성산소를 분해하여 암을 예방하는 역할을 하는데 파프리카, 당근 등 노란색 채소에 이 성분이 많은 것으로 알려져 있다.

이 사실이 언론을 통해 알려지면서 파프리카, 당근을 먹는 운동이 유행처럼 번졌는데 바쁜 현대인이 이런 식품을 끼니 때마다 챙겨 먹는다는 건 보통 귀찮은 일이 아니다. 이에 발 빠른 제약업자들이 보충제를 개발하여 손쉽게 베타카로틴을 섭취할 수 있게 하였다.

그런데 과연 보충제가 파프리카와 당근의 역할을 대신 해낼 수 있었을까?

베타카로틴은 5백 종류가 넘는 카로티노이드 중의 하나에 불과하며 카로티노이드 역시 1만 종류가 넘는 피토케미컬의 한 종류일 뿐이다. 보충제를 애용하는 사람들을 보면 육식을 좋아하고 정제 탄수화물을 즐기는 경향이 있다. 식습관을 바꾸지 않고 보충제로 어떻게 해보려는 것에는 한계가 있다.

건강한 사람의 혈중에서 발견된 베타카로틴은 단지 지표일 뿐이다. 베타카로틴이 존재한다는 것은 그만큼 그 사람이 많은 양의 피토케미컬을 섭취하였다는 뜻이지 결코 베타카로틴으로 인해 건강한 것이 아니다. 오히려 베타카로틴 정제를 먹은 사람들에게서 더 나쁜 결과가 나타났다.

식품위생검열을 할 때 대장균의 숫자를 검사하는 것은 대장균이 유해해서만은 아니다. 대장균이 발견되었다는 것은 다른 균들도 있을 가능성이 있다는 것이기 때문에 손쉽게 지표로 삼는 것이다.

베타카로틴 역시 대장균처럼 하나의 깃발에 불과하다. 전함은 놓아두고 깃발만 공략한다고 해서 전쟁에서 승리할 수는 없다. 채소, 과일에는 수만 가지나 되는 좋은 물질이 들어 있고 이러한 물질은 '함께 먹음'으로써 상승작용을 일으키게 된다.

과일과 채소는 우리가 알고 있는 것보다 훨씬 좋은 식품이다. 오늘날의 과학으로도 밝히지 못한 성분이 가득하다. 자연은 여러 가지 영양소를 복합적으로 활용함으로써 우리로서는 상상도 할 수 없는 시너지 효과를 만들어 낸다.

단언하건대 자연 상태에서 만들어진 것만이 인간의 몸에 적합하다. 자연 상태에서 일어나는 다양한 현상들, 햇빛과 바람과 물에 대한 적응, 천적에 대한 방어 과정에서 필연적으로 발생하는 화학반응의 결과물이 피토케미컬이기 때문이다. 피토케미컬은 자연이 인간에게 베푸는 천연의 보호막으로, 자연 상태에서 흡수될 때 가장 큰 효과를 발휘할 수 있다.

# 피토케미컬로 암을 예방하자

비타민, 효소가 열에 약한 것에 비해 피토케미컬은 찌거나 볶아도 영양 성분의 손실이 거의 없는 것이 특징이다. 우리네 전통 밥상을 보면 생채(익히지 않은 나물 즉 무채 등)와 숙채(익힌 나물 즉 고사리, 취나물 등)가 골고루 포함되어 있는데 이는 영양소 공급 면에서 매우 현명한 방법이다. 과거에는 과일이 귀하여 가난한 사람은 잘 먹을 수 없었다. 그래서 우리의 조상은 과일 대신 익히지 않은 나물을 통해 비타민과 효소 등을 공급받았으며, 부족한 피토케미컬은 익힌 나물로 보충하였던 것이다.

앞서 말했듯 우리 몸에서는 매일 수천 개 이상의 암세포가 만들어진다. 그럼에도 우리가 건강하게 사는 것은 우리 몸의 면역 체계가 이것을 조금씩 바로잡으며 인체를 정상으로 유지시키기 때문이다. 인체의 자기치유능력은 우리가 생각하는 것보다 훨씬 뛰어나다. 아무리 체내 영양물질이 부족하고 스트레스가 심해도 몇 년 간은 충분히 견딜 수 있도록 설계되어 있다.

실제로 암세포가 암으로 발병하기까지는 수년에서 십여 년이 걸린다. 모든 병이 그렇지만 암도 한번 발병하면 고치기가 어렵다. 하지만 그에 비해 예방은 아주 쉽다. 우리 몸이 스스로를 고치도록 기회를 주자. 우리의 항상성과 면역력은 피토케미컬, 효소, 비타민, 미네랄 같은 영양물질을 이용하여 스스로를 지킨다. 영양을 충분히 공급해 주고 적절한 휴식만 취한다면 얼마든지 암이라는 단어를 모르고 지낼 수 있다.

특히 피토케미컬은 손상된 세포를 수리하고 발암물질을 제거하며, 우리 몸의 면역 체계를 정상화시켜 바이러스와 박테리아에 대항할 힘을 준다. 이제부터는 과일, 샐러드에 대한 인식을 바꾸어야 한다. 간식이나 디저트, 애피타이저 정도가 아니라 아예 주식으로 삼는 것이다. 식전에 한 접시 가득 과일과 샐러드를 먹는다면 아주 적은 양의 밥만으로도 포만감을 느낄 수 있다. 채소를 먹을 때마다 피토케미컬이 몸속으로 들어가 신체 구석구석을 수리하는 상상을 해보자. 더욱 즐거운 식사가 될 것이다.

# 6
# 서양의학의 효소는
# 동양의학의 기와 같다

효소학의 아버지라 불리는 에드워드 하웰 박사는 '효소영양학'의 선구
자로서, 인간의 수명은 효소와 관련이 깊다는 주장을 펼쳤다. 하웰 박사
는 효소를 '생명의 불꽃(spark of life)'이라고 불렀는데 사람마다 가지고
태어나는 효소의 양이 다르다고 했다. 체내 효소를 많이 보유한 사람은
불꽃이 의미하듯 생명력이 넘치고 기운차며 의욕에 차 있고 성격이 밝
고 명랑하다는 특징이 있다.

## 효소와 기는 같다

동양의학의 핵심적인 단어로 '기혈'을 꼽을 수 있다. 기혈이란 쉽게 말
해 우리 몸을 순환하는 에너지들의 통로이다. 우리 몸에는 불의 길과 물
의 길, 이 두 가지 길이 있는데 불이 지나는 길이 '기'이고, 물이 지나는

길이 '혈'이다.

동양의학에서는 '진맥'을 통해 인체 내부를 흐르는 기혈의 흐름을 파악해 왔다. 눈에 보이는, 만질 수 있는 길이 혈이라면, 보이지도 않고 만질 수도 없지만 감각으로 느껴지는 길이 기이다. 기가 강한 사람은 매사 활기에 차 있어 목소리에 힘이 있고 체력이 좋으며 행동에 거침이 없고 추진력이 있으며 담력이 센 편이다.

하웰 박사가 효소를 지칭하여 사용한 '생명의 불꽃'이라는 단어는 동양의학에서 말하는 기, 즉 불의 길을 연상시킨다. 서양의학자들은 인체의 생명력, 기운과 같은 단어를 믿지 않지만 효소를 인정함으로써 눈에 보이지 않는 기의 존재를 증명하였다. 효소는 인체의 생명 활동과 관계된 모든 일을 하는데, 사람이 기운이 없으면 아무 일도 할 수 없듯이 효소가 모자라거나 활성화되지 않으면 신체대사에 지장이 생긴다. 그러한 효소를 활성화시키는 영양소가 미네랄과 비타민이라면, 방해하는 것이 독이다.

서양의학자들이 보이지 않는 것 특히 현미경으로도 확인이 불가능한 '기'를 인정한다는 것은 쉬운 일이 아니다. 눈에 보이는 비타민, 미네랄에 비해 보이지 않는 효소를 가장 나중에 연구하게 된 것도 어쩌면 당연한 일일 것이다.


## 효소는 생과일, 생채소에 많다

먹을 것이 부족했던 시대에는 소화가 안 되고, 면역력이 떨어지고, 임신에 실패하고, 잔병치레가 잦은 사람에게 기를 보충시키는 보약 처방을 해왔다. 그러나 현대인의 경우에는 못 먹어서 기운이 없기보다 체내에 쌓인 독의 양이 막대하기 때문에 병에 걸리는 것이므로 보약보다는 해독이 급할 때가 많다.

인체에 유입된 독이 소량이라면 얼마든지 효소가 처리할 수 있지만, 독의 양이 막대할 경우에는 효소가 오히려 독에게 지게 된다. 즉 소화, 수정, 면역, 염증 완화 등에 제동이 걸리는 것이다. 건강을 지키기 위해서는 유입되는 독의 양을 줄이고 효소가 많이 든 식품을 섭취해야 한다.

음식 효소가 많이 든 식품으로는 과일, 생채소를 꼽을 수 있다. 식품을 통해 음식 효소를 보충하면 그만큼 체내 효소를 아끼게 되므로 대사 활동이 원활해지게 된다.

강조하지만 효소는 인체 내 모든 소화, 대사에 직접적으로 관여하기 때문에 장기적으로 인간의 건강과 수명을 결정한다. 위암, 대장암의 경우 장에 문제가 있는 것이 아니다. 모든 암이 그렇지만 장에 생긴 암도 근본적으로는 인체 세포에 문제가 생겼기 때문이다.

생과일, 생채소가 좋은 것은 과일과 채소 속에 든 수분이 인체와 가장 근접한 성질의 물이라는 것이다. 물은 6대 영양소에 포함될 정도로 영양물질의 흡수를 돕고 독소 배출의 매개 역할을 한다. 인체는 적어도 하루 1.5리터에서 2리터의 물을 마셔야 한다. 이것을 과즙으로 먹는다면 수분 외에 미네랄, 비타민, 피토케미컬 등 다양한 영양물질을 흡수할 수 있기 때문에 적어도 음식 독에 대한 걱정은 하지 않아도 좋을 것이다.

효소를 아끼기 위해서는 육류의 섭취를 제한할 필요가 있다. 과다한 육류 섭취는 체내 효소의 과소비를 부른다. 효소가 모자라거나 장내 세균의 균형이 깨질 때 고개를 드는 것이 부패균이다. 부패균은 다량의 독소를 만들어 내는데 이 독소가 바로 세포를 손상시키는 주범이다. 활성산소, 부패균 등으로 인해 세포가 손상되면 유전자 변이가 일어나 장벽에 폴립을 형성한다. 끝까지 식습관을 바로잡지 않을 경우 폴립은 대장암으로 발전한다.

어육류의 섭취를 줄이고 과일과 생채소의 비중을 높이면 소화효소를 아끼는 동시에 음식 효소의 유입을 늘리게 되니 일거양득이라고 할 수 있다.

## 효소를 아끼려면 꼭꼭 씹자

식사를 할 때마다 한 번에 30번씩 씹어 주고 40분 이상 느긋하게 식사하면 상당량의 효소를 아낄 수 있다. 천천히 씹으면 음식이 침과 섞여 장으로 내려가기 때문에 그만큼 소화효소를 덜 쓰게 되기 때문이다. 또한 느긋하게 식사를 하면 우리의 뇌는 충분히 식사를 한 것으로 판단하여 포만감 신호를 보내게 된다. 천천히 먹고, 꼭꼭 씹고, 소식을 하는 것은 좋은 식품을 먹는 것만큼 중요한 일이다.

전통적인 3대 암 치료법인 수술, 방사선, 항암요법으로는 암을 극복하는 데에 한계가 있다. 암을 예방하는 가장 좋은 방법은 식습관을 바꾸는 것이다. 식습관을 바꾸면 음식 독으로 인한 해악을 상당 부분 줄일 수 있다.

일본의 저명한 암 전문의 무나가타 하시오 박사도 "수술은 안 해도 좋다. 다만 종양이 너무 커서 목을 막아 버리거나 장을 물리적으로 막을 경우에만 어쩔 수 없이 수술을 고려해야 한다"고 했다. 이제 암 치료에 대한 패러다임이 바뀌어야 할 때이다.

현재 서방세계에서는 효소학을 수용하는 것을 넘어 동양의학에 대해 무척 호의적이다. 적극적으로 동양의학을 치료에 도입하는 의학자도 많다. 국내 서양의학도 달라져야 한다. 치료의 길을 다방면으로 열어 두어 환자의 '나을 수 있는 권리'를 찾아 주어야 하며 나아가 진정으로 건강한 삶을 살 수 있도록 해야 한다.

동양의학 역시 세포학이 대두되기 이전의 보편적인 인체 치료 원리였던 음식 치료, 생활환경 치료의 본질을 되새겨야 할 것이다.

# 7
# 잘 먹어야 살도 빠지고
# 병도 치료된다

1970년 닉슨 대통령이 '암과의 전쟁'을 선포한 이래 미국 내에서는 암을 몰아내기 위한 노력이 가속화되었다. 과학적이고 체계적인 연구에 돌입했으며 식탁에서 동물성 지방을 치우는 등 식사 개선 운동도 진행되었다. 결과는 어땠을까. 1998년, 미국은 암과의 전쟁에서 패배했음을 공식적으로 시인했다. 긴 시간의 노력이 실패로 돌아간 것이다. 미국이 암에게 굴복한 사건은 미군이 베트남전쟁에 패배한 것만큼 커다란 국가적 상처로 남았다.

## 암과 비만의 원인은 동일하다

현재 미국 성인의 상당수가 과체중 상태라고 한다. '의사들의 의사'라 불리는 조엘 펄먼 박사는 비만을 해결하려면 영양학의 관점에서 접근해야 한다고 주장한다. 즉 비만은 동물성 지방이 문제가 아니라 극심한 '영양소 부족'이 원인이라는 것이다.

비만을 해결하려면 살을 빼기에 앞서 영양물질을 보충해야 한다. 체중이 많이 나가는 사람에게 영양소 부족이라고 하면 이상하게 들릴 수 있지만, 요즘 현대인의 먹거리를 보면 이 말이 이해가 된다. 현대인은 우유, 콜라, 과자, 피자, 햄버거, 밀가루 빵, 케이크, 버터, 잼, 치즈, 감자튀김 등을 아무렇지 않게 먹는다. 이런 식품은 가공되고, 정제되고, 설탕을 뿌리고, 기름에 튀기고, 열에 익힌 것들이다.

암의 원인과 비만의 원인은 동일하다. 영양소가 부족하니 암세포를 이길 만한 힘이 없는 것이며, 영양소 부족을 칼로리 부족으로 오해하여 폭식을 하게 되는 것이다.

청소년들의 경우 시간이 없다는 이유로 편의점 식품과 분식 등으로 배를 채우고 있다. 삼각김밥, 컵라면, 스낵, 아이스크림, 핫바, 떡볶이, 튀김 등 아이들이 선호하는 음식의 대부분은 가공식품이요, 정제된 곡물로 만든 인스턴트식품이다. 질 나쁜 음식을 먹다 보니 복부팽만, 두통, 만성피로, 여드름, 비만 등의 증상을 겪는 아이들이 점점 늘고 있다.

이처럼 칼로리만 가득하고 영양물질이 부족한 식품은 아무리 먹어도 충족감을 주지 못하기 때문에 계속해서 배가 고플 수밖에 없다. 몸이 요구하는 것은 '영양소'이지 '영양'이 아니다. 영양소 부족을 영양부족으로 오해하고 계속 먹으니 여분의 칼로리가 쌓이는 것이다.

비만은 온갖 질병의 원인이자 노동의 효율을 떨어뜨리고 의료비 지출을 늘리는 주범이다. 가난할수록 정크 푸드를 많이 먹는다는 통계가 있다. 나는 그들이 돈을 아끼기 위해 질 나쁜 음식을 먹는다고 생각하지 않는다. 그런 식품이 몸에 얼마만큼 나쁜지 모르기 때문에 먹는 것이다. 그들은 이렇게 말한다.

"지금까지 먹어 왔는데 무슨 일이 있으려고요?"

과연 그럴까. 계속해서 먹으면 무슨 일이 있게 된다. 그동안 쌓아 온 독이 한계에 다다를 때에는 갑자기 쓰러지거나 난치병 판정을 받게 되는 것이다.

패스트푸드점에서 몇 미터만 걸어가면 채소 가게가 즐비하다. 피자 한 판 살 돈이면 시장 바구니를 가득 채우고도 남을 채소를 살 수 있다. 제철 채소, 제철 과일은 그다지 비싸지 않다.

발달된 의료 환경 속에서는 살을 빼주는 온갖 방법이 출현하고 있다. 몸에 호스를 꽂고 지방흡입 시술을 시도하는가 하면, 복부에 지방을 녹이는 주사를 맞기도 한다. 지방흡입은 생명을 걸어야 하는 위험한 도박이다. 목숨을 걸기보다는 식단을 바꾸는 것이 훨씬 쉬운 일일 것이다.

## 잘 먹는 다이어트는 가능한가

영양학의 관점에서 볼 때 다이어트는 그다지 어려운 일이 아니다. 가공식품을 피하고, 신선한 채소를 통해 식이섬유를 섭취하고, 피토케미컬이 풍부하게 든 컬러 푸드를 먹으면 된다. 섭취량조차 정해져 있지 않다. 과일과 생채소는 아무리 먹어도 살이 찌지 않는다. '칼로리 식단표' 따위는 쓰레기통에 버려도 좋다. 하루 권장 칼로리를 넘기려면 과일과 채소를 무려 10킬로그램이나 먹어야 하는데 그것이 더 어려운 일이다.

제대로 잘 먹는 것만이 몸의 치유력을 높여 비만을 극복하는 방법이다. 비만이 치료되면 연령, 인종, 성별에 관계없이 당뇨, 고혈압, 우울증, 관절염이 개선되며 사망 위험률이 줄어들게 된다. 결코 먹는 양을 줄이거나 약물을 사용하는 방법으로는 살을 뺄 수가 없다.

나중에 자세히 설명하겠지만 음식 치료의 선구자 막스 거슨 박사는 식사요법을 통해 수많은 사람들을 치료한 것으로 유명하다. '거슨요법'은 네 가지로 요약되는데 그 첫 번째는 하루 열세 잔의 생과일 · 생채소 주스를 섭취하고, 둘째는 무염 유기농 식단을 지키되 동물성 단백질 지방 섭취를 제한하고, 셋째는 커피 관장을 통해 독소를 배출하며, 넷째는 영양의 균형을 맞추어 주는 보충제를 섭취하는 게 그것이다.

거슨 박사 역시 질병의 원인이 세균이 아닌 인체 세포 내 영양의 결핍에 있다고 보았다. 즉 부족한 영양을 보충하고 장부에 쌓인 독을 해소하면 신진대사의 흐름이 잡혀 대부분의 질병을 고칠 수 있게 된다.

## 장을 고치면 비만이 잡히고 암이 잡힌다

동양의학에서 장은 인체의 뿌리이며 해독의 첫 번째 관문이다. 암 환자는 식사를 해도 영양물질을 제대로 흡수할 수 없기 때문에 장내 독소를 제거하여 신체 기능을 찾아주는 일이 우선이다.

거슨은 환자에게 약 한 시간에 한 잔씩 하루 열세 잔의 생과일 · 생채소 주스를 마시게 했는데 모든 재료는 신선해야 하며, 유기농 재배 농산물이어야 한다는 규칙이 있다.

재차 강조하지만 생과일·생채소 주스는 음식 효소가 다량으로 포함된 식품으로 아무리 먹어도 살이 찌지 않으며 소화효소를 아낄 수 있어 대사에 도움이 된다. 음식 효소 외에도 피토케미컬, 섬유소, 비타민, 미네랄, 수분, 탄수화물은 물론 생명 유지를 위한 단백질과 지방까지 충분하다. 무엇보다 인체가 가장 소화하기 쉬운 형태의 수분으로 부작용이 거의 없다. 생과일·생채소 주스는 적은 양으로 질병을 예방, 치료하기 때문에 건강에 아주 좋은 식품이다.

주스를 먹을 때는 칼날이 있는 그라인더 대신 눌러 짜는 방식의 착즙기를 사용하는 것이 좋다. 믹서라 불리는 그라인더의 경우 믹서 날이 회전하면서 고열이 발생하는데 이로 인해 영양성분이 파괴된다. 반면 착즙기는 열의 발생 없이 채소 내 세포막을 짓이기므로 유효한 영양성분이 인체에 흡수되기 좋은 상태로 만들어 준다.

이와 더불어 상식적으로 몸에 해롭다고 알려진 술, 청량음료, 유제품, 육류, 정제유, 소금, 백설탕, 밀가루 식품 등을 제한해야 한다. 나아가 공장에서 만들어진 모든 기초화장품, 불소치약, 머리 염색약, 로션, 립스틱 등도 모두 환경독소 물질이므로 가급적 사용하지 않는 것이 좋다.

## 약은 음식이 아니다

내 이야기를 하자면 임상에서 한약, 양약을 쓰지 않고 자연치유만으로 환자를 돌보고 있는데 효과 면에서 아주 만족할 만한 수준이다. 단적으로 아침 식사만 달리 공급해도 상당 부분 건강에 도움을 받는 것을 볼 수 있다.

우리의 생체리듬은 오전 열두 시까지 인체 정화와 배설에 적합하게 구조화되어 있다. 배가 고프지 않다면 굳이 아침을 먹지 않아도 되며, 식사를 할 경우에는 생체리듬에 맞춰 과일즙(예를 들어 사과와 당근을 착즙한 주스)만으로 만족하는 것이 좋다. 과일즙은 이당류인 과당의 형태를 지니고 있기 때문에 복잡한 분해 과정 없이 인체에 흡수된다. 즉 소화효소의 사용을 극소화하기 때문에 인체가 소화 외의 다른 활동, 예를 들면 두뇌를 사용하는 일에 대사 효소를 사용할 수 있게 도와준다. 학생들의 경우 과즙만 착실히 복용해도 총명탕이 필요 없을 정도이다.

내 말이 믿기지 않는다면 딱 사흘만 이렇게 해보자. 그 효과를 직접 확인할 수 있을 것이다. 아침을 잘 먹으라는 말을 잘 해석해야 한다. 결코 많이 먹으라는 이야기가 아니다.

재활요양병원의 병원장으로 재직하는 4년여 동안 다양한 입원환자들을 보아 왔다. 우리 병원에 근무하는 의사들의 경우, 성향에 따라 각기 다른 투약 기준을 두고 있다. 그들이 환자에게 약을 처방하는 것을 지켜본 결과 많은 양의 약을 먹였다고 해서 더 빨리 병이 나았다는 증거는 없다. 오히려 반대의 결과들이 나오곤 했다.

우리 병원만 해도 수많은 환자가 입원과 퇴원을 반복하지만 그들에게 약을 주지 않을 수는 없다. 규정상 환자가 약을 거부하면 입원조차 할 수 없기 때문이다. 어쩔 수 없이 혹은 당연하게 환자들은 약을 먹는다. 그러나 그렇게 많은 약을 먹고 있음에도 불구하고 대부분의 환자들이 건강하지 못하다.

내가 얻은 결론은 환자든 의사든 약에 대한 욕심을 버려야 한다는 것이다. 물론 약의 효능까지 완전하게 부정할 수는 없다. 약은 급성폐렴 등 생명에 위험이 있을 경우에만 단기적으로 사용해야 한다. 여러 가지 병을 앓고 있는 사람의 경우 약을 한 주먹씩 먹기도 하는데 그렇게 하면 병의 나락에서 헤어나기가 더 어려워진다. 명심하자. 약은 결코 음식을 대신할 수 없다. 환자 혹은 의사의 마음을 위로하기 위한 수단으로 약을 남용해서는 안 될 것이다.

# 8
# 내 몸 세포의 체질을 개선하라

유전이라는 단어를 보면 남길 '유(遺)' 자와 전할 '전(傳)' 자가 만나 이루어졌다. 부모가 자식에게 형질을 '남겨서 전달하는 것'이 유전이다. 세계 최초로 유전에 관한 연구를 시도한 사람은 19세기 오스트리아의 신부인 멘델(Gregor Mendel, 1822~1884)이다. 그는 2만 9천여 개의 완두콩을 교배하여 특정한 형질이 유전되는 것을 발견하였다.

같은 시기 우리나라에서는 이제마(李濟馬, 1836~1900) 선생이 사상체질론을 제안하였다. 사상체질이란 유전적인 영향에 따라 타고난 체질이 달라진다는 이론이다.

## 체질의학은 해독의 한 부분이다

멘델은 논문을 발표하는 것에 그쳤지만 이제마는 의학에 체질을 반영하였다. 이제마 선생이 체질을 구분한 바탕은 인간의 형태(외모)와 성질(성격)이다. 인간의 형질(형태와 성질)은 유전된다. 부모의 외모와 성격, 두뇌를 닮은 자녀를 발견하기란 어려운 일이 아니다.

자연에 음양과 춘하추동이 있듯이 식재료의 원료인 동식물에도 자연의 조화가 내재되어 있는데 우리가 음식을 섭취함에 있어 음양의 조화를 따르자는 것이 사상의학의 핵심이다. 즉 음식이 약이 된다는 논리이다.

인간의 체질은 크게 두 가지로 나눌 수 있는데 음체질은 몸의 싱향이 차갑고, 양체질은 몸의 성향이 따뜻하다. 차가운 음체질은 인삼, 생강, 현미, 수수, 무, 고추와 같은 따뜻한 성질의 음식물이 몸에 맞는다. 반면 따뜻한 양체질은 메밀, 콩, 팥, 오이, 배추, 상추, 시금치, 돼지고기와 같은 성질이 서늘한 음식을 먹음으로써 음양의 균형을 맞추어야 한다.

체질의학은 소화와 흡수, 대사를 내 몸에 최적화시키는 원리로 사람마다 자기 체질에 맞는 음식을 찾아 먹고 체질에 맞지 않는 음식을 삼가는 것이 기본을 이룬다. 또한 체질에 따라 생각하고 행동하는 것이 다르다는 것을 인식하여 스트레스 관리, 운동 및 생활 치료에 있어 이에 맞는 방법을 강구하는 것이 중요하다.

예를 들어 음이 강한 '강음인'은 성격상 정적이고 소극적이어서 조그마한 일에도 예민하게 반응한다. 신체적으로는 물을 많이 먹지 않으며, 땀이 많지 않고, 땀을 흘릴 경우 금세 피곤을 느끼게 된다. 또한 감기(병)가 오면 소화기가 약해져 음식을 잘 먹지 못한다. 주로 손발과 하복부가 차가운 신체구조를 가지고 있는 것이 이 그룹의 특징이다. 당연히 치료도 이에 맞추어 시행해야 하는데 따뜻한 성질의 음식을 먹고 상체운동을 하는 것이 건강에 도움이 된다.

## 체질영양학의 시대가 왔다

'체질영양학'의 핵심은 내 몸 세포에 맞는 음식을 선택하는 것이다. 즉 좋은 식품, 나쁜 식품이 정해져 있는 게 아니라 내 몸에 좋은 식품이 따로 있고, 다른 사람 몸에 좋은 식품이 따로 있다는 논리이다.

'타고난 체질'보다 중요한 게 '만들어 가는 체질'이다. 앞에서도 말했듯이 게놈의 시대가 가고 이제 후성유전학의 시대가 왔다. 아무리 정밀한 유전자 지도라고 해도 근본적으로 질병에 대한 해답이 되지는 못한다. 나의 건강은 나의 생활습관, 생활환경이 어떠한가에 달려 있기 때문이다. 혹여 나쁜 유전자를 받았다고 해도 내 몸에 맞는 음식을 선택하고, 생활습관만 잘 조절하면 얼마든지 좋은 쪽으로 교정이 가능하다.

같은 맥락에서 자기에게 맞는 음식을 먹으면 자기 자신의 건강을 지킬 수 있는 것은 물론이고 자식에게도 균형 잡힌 유전자를 물려줄 수 있다. 예를 들어 뜨거운 체질을 타고난 '강양인(여름 성질의 체질)'의 경우에는 차가운 체질(겨울의 성질)인 돼지고기가 몸에 맞는다. 이처럼 몸에 맞는 음식을 먹음으로써 신체는 균형과 조화를 찾는다. 본인이 건강해지는 것은 물론 자손에게도 건강 체질을 물려주게 된다.

봄의 따뜻한 성질을 가지고 있는 소고기는 서늘한 가을 체질의 '약음인'이 먹으면 좋고, 가을의 서늘한 성질을 가지고 있는 양고기는 따뜻한 봄의 성질인 '약양인'이 먹어야 하며, 여름의 뜨거운 성질을 가지고 있는 닭고기는 차가운 겨울 체질인 '강음인'에게 맞는 식품이다.

몇 년간에 걸친 임상 결과 서양의 영양학과 동양의 섭생체질학을 이용한 음식섭생이 병을 치료하는 데 상당한 효과가 있는 것을 발견했다. 이처럼 내 몸에 맞는 음식을 통해 건강을 지키는 것을 '체질영양학'이라 부르면 어떨까 싶다.

인체 내에서 단백질의 합성은 유전자라 부르는 DNA 가닥으로부터 비롯된다. 유전학의 발전은 우리로 하여금 유전자가 발현하는 정도에 따라 개인 간의 차이를 구별해 낼 수 있도록 했다. 스모린과 그로스버너(Smolin, Grosvenor)의 공저 『영양학』에 보면 "동일한 유전정보를 가진 사람이라 할지라도 개인에 따라 어떤 유전자는 유익한 산물을 만들고, 어떤 유전자는 저해(해로운)한 산물을 만든다"고 하였다. 유전자 발현이란 유전자에 들어 있는 정보를 통해 단백질을 합성하는 과정을 일컫는다. 세포와 조직의 건강에 있어서 개인마다 유전자의 발현이 엄격하게 조절되고 있는 것이다.

지금까지의 영양학은 병든 사람과 건강한 사람, 소화계가 좋은 사람과 약한 사람 등의 개인별 소화 흡수력과 개별 체질을 인정하지 않았다. 단지 식품의 무게당 열량을 계산하여 평균적으로 정해진 칼로리를 섭취하도록 장려할 뿐이다. 과거의 영양학이 획일화되어 있는 것에 비해 체질영양학은 개인이 처한 영양 상태와 소화 상태, 그 사람의 유전자 발현 정보(동양학의 체질)를 조합하여 가장 적합한 식사를 추천한다. 이는 서양의 영양유전학과 동양의 섭생 체질영양학이 만나 이루어 낸 쾌거라고 할 수 있다.

체질영양학은 개인의 체질에 맞는 음식이 따로 있어 그에 합당한 식품을 취사선택하자는 논리이다. 이때 개인의 체질은 각각의 인체 내 유전자의 단백질 발현 현상에 따라 정해지게 된다.

## 체질은 맹신해서도 무시해서도 안 된다

이제마의 사상체질은 자연의 순환 원리에 바탕을 두고 있다. 자기 체질에 맞는 음식을 골라 먹음으로써 자연과 동화되는 일은 매우 중요하다. 2013년, 나는 우리 병원 입원환자 및 외래환자, '옹달샘'의 녹색 뇌 프로그램 등 다양한 임상을 통해 체질영양학의 효과를 눈으로 확인하였다.

하지만 체질영양학도 어디까지나 해독의 한 부분일 뿐이다. 해독이라는 넓은 관점에서 보면 더 중요한 것들이 많다. 체질영양학만으로 모든 병을 해결할 수는 없다. 체질론은 서양의학에는 없는 미개척 분야로서 획일적인 치료법을 보완하는 기능 정도로 인식해야 한다.

체질에 맞추느라 세포가 좋아하지 않는 음식을 섭취하는 것은 어리석은 일이다. 세포의 상태가 건강하지 않은 사람이 단지 음체질이라고 해서 소고기를 많이 먹는 등의 행동은 삼가야 한다는 것이다. 체질을 따지면서 편식하기보다는 세포 중심으로 생각하는 것이 건강에는 더욱 중요하다.

체질영양학은 결코 맹신해서도 무시해서도 안 되는 분야이다. 체질론을 바탕으로 내 몸의 성질을 살펴 음식, 운동, 호흡, 스트레스 개선 등 다양한 방면의 치료를 수행할 때 더 좋은 효과를 볼 수 있다는 점을 기억하자.

# chapter 04

# 음식에 대한
# 오해와 진실

# 1
# 무엇을 먹었는가가 건강을 결정한다

병을 진단하는 기준에 있어 서양과 동양 간에는 차이가 있다. 과학적 데이터를 중요시하는 서양의학에서는 숫자가 모든 것을 말해 준다. 몸이 안 좋아도 눈에 보이는 검사 수치가 정상으로 나오면 문제가 없는 것으로 판단한다. 이런 경우 심인성(마음의 병)이라는 진단이 내려진다.

동양의학에서는 네 가지의 진단법이 있어 낯빛을 살피거나 혀 속을 들여다보고(망진), 숨소리와 말소리를 듣고(문진), 어디가 어떻게 언제부터 아픈지 묻고(문진), 손으로 만져서(맥진, 복진) 확인한다.

## 물어서 확인하는 문진

병을 판단할 때 인체에 나타나는 증상도 중요하지만 그동안 어떻게 살아 왔는지, 현재는 어떻게 살고 있는지 본인의 과거와 현재를 파악하는 일 역시 매우 중요하다. 여기에 서양의학의 수치를 함께 참고하면 인체 내외의 근본 원인을 찾을 수 있다. 동양의학과 서양의학이 만나야 하는 이유이다.

문진(問診)의 핵심은 내가 어떻게 살아 왔는지를 확인하는 것이다. 즉 언제, 어떻게, 무엇을 먹었는지를 묻게 된다. 3대 영양소(칼로리)가 부족하거나 넘치지는 않는지, 혹은 기타 영양물질이 부족하지는 않는지, 본인의 체질에 맞는 음식을 먹고 있는지 즉 음식상(飮食傷)인지 확인하는 것이다. 언제, 어떻게, 무엇을 먹었는가 하는 것은 인체 건강의 70퍼센트 이상을 결정할 만큼 중요한 문제이다.

두 번째 문진은 스트레스이다. 현재 어떤 스트레스에 시달리는가? 화병을 일으키는 생활을 하고 있는지, 슬픔에 빠져 속이 상해 우울증이 있는지, 무언가에 공포감을 느끼고 있는지, 심하게 놀란 일이 있었는지를 파악하여 치료의 방향을 잡는다.

세 번째, 과로를 하지 않았는지를 확인한다. 무슨 일을 하고 살았는지, 현재는 어떤 일을 하는 사람인지, 육체적 활동이 많은 사람인지 정신적 노동이 심한 사람인지, 잠은 몇 시에 자는지 등을 묻게 된다.

네 번째, 어떤 환경 속에서 살았는지를 확인한다. 매연 가득한 도시인지, 공기 맑은 산속인지를 확인한다.

다섯 번째, 유전적 체질로 인한 문제인지를 확인한다. 부모로부터 받은 것인지 본인의 생활환경이 만든 것인지 확인한다. 가족력과 체질을 알면 병의 근본 원인을 살필 수 있다.

문진의 핵심은 본인이 살아온 과정을 의사가 확인하는 것이다. 근본 원인을 찾는 데에 문진은 결정적인 정보를 제공한다.

## 수치 검사 이전에 문진

자기가 살아 온 역사를 자기보다 잘 아는 사람은 없다. 최적의 문진 효과를 기대하기 위해서는 자신이 알고 있는 사실을 의사에게 충분히 전달할 수 있는 용기와 결단이 필요하다. 병의 근본 원인은 본인이 90퍼센트를 알고 있고 의사가 나머지 10퍼센트를 찾는다고 보면 된다.

우리가 모든 병을 객관적 검사 수치에만 기댈 수 없는 것은 같은 증상이라도 음식, 스트레스, 과로 여부, 외부환경, 체질 등 근본 원인이 다르기 때문이다. 객관적 수치는 하나의 확인 절차에 불과하다. 수치가 근본원인까지 알려주지는 않는다. 고혈압 수치가 높은 사람을 보면 증상은 비슷해도 원인은 제각각인 경우가 많다. 원인에 따라 적절한 처치를 할 때 환자를 괴롭히는 증상도 쉽게 잡힐 것이다. 수치가 말해 주는 것에는 한계가 있다. 수치란 단지 문진을 통해 환자의 상태를 파악하고 치료의 방향을 잡은 후, 어떤 조직에 어떤 문제가 있는지 알아내기 위한 참고자료일 뿐이다.

병의 근본 원인은 환자가 제일 잘 알고 있다. 평균적으로 문진에만 한 시간 이상이 소요된다. 치료하는 데 필요한 것들을 다 찾으려면 사실 이것도 넉넉한 시간은 아니다. 일반 병원에서 하듯이 하는 5분 진찰로는 '아프면 진통제, 염증에는 소염제' 하는 식으로 대증처방밖에 할 수 없다. 우리가 병원에 가서 기본적으로 받아오는 약이 소염진통제인 이유이다.

서양의학적인 수치를 통해 병의 근본 원인을 확실하게 알아낸다는 것은 매우 어려운 일이다. 원인도 모르고 약을 쓰려니 치료라는 게 증상을 없애는 쪽으로 기울 수밖에 없다. 이런 대중요법으로 인체의 자연치유력을 기대한다는 것 자체가 욕심이다.

재차 강조하지만 병을 잡기 위해서는 수치를 재기 이전에 언제, 어떻게, 무엇을 먹고 살았는지 살피는 일이 중요하다. 여기에 스트레스, 과로, 외부환경, 유전적 체질과 같은 요인을 함께 살필 때 완전한 치료의 길이 열릴 것이다.

———————————————— 지식융합 ————————————————

## 다섯 가지 근본 원인을 찾는 데에 도움이 되는 검사

1. **모발 검사**-하루 0.3밀리미터에서 0.5밀리미터씩 자라는 머리카락은 일기장처럼 체내 대사 상태는 물론이고 미네랄, 중금속 축적 여부를 나타내 준다. 모근에 가까운 쪽을 채취하여 검사를 하는데 지난 3개월에서 4개월간의 건강 상태를 알 수 있다. 중금속이란 인체 내에 머물면서 배출되지 않고 각종 대사를 방해하는 물질로 대표적으로 수은, 납, 비소, 알루미늄 등이 있다. 반면 체내에 미량으로 존재하면서 효소의 활성화를 돕는 물질을 미네랄이라고 한다. 칼슘, 철, 아연, 마그네슘, 나트륨, 칼륨 등이 대표적인 미네랄이다.

2. **유기산 검사**-체내 대사 과정에서 효소가 결핍되면 유기산이 소변을 통해 다량 배출된다. 유기산이란 세균, 곰팡이 등이 만들어 내는 비정상적인 유기대사물질을 말한다. 소변 유기산 검사에서

이상 소견이 나타난다면 체내 유해균이 증식하여 신체에 영향을 주고 있다는 의미가 된다. 유기산 검사는 통상적인 소변 검사로는 발견되지 않는 지방산 신진대사, 탄수화물 신진대사, 위장관의 박테리아 및 효모균 증식 여부, 간의 해독 능력, 비타민 B군 대사 등 신진대사의 불균형을 파악하여 질병 전 단계에서 병의 원인을 확인할 수 있다. 또한 단백질, 지방, 탄수화물을 비롯하여 비타민, 미네랄의 과부족 여부까지 알아낼 수 있다.

# 2
# 영양소 문제를 칼로리 문제로
# 오해해서는 안 된다

결론적으로 병을 이기는 것은 인체의 면역력과 자연치유력이다. 몸 상태가 좋을 때는 면역력과 자연치유력이 살아 있어 내부적으로나 외부적으로 약간의 문제가 생겨도 갑자기 앓아눕거나 하지는 않는다. 몸의 컨디션을 유지하기 위해서는 무엇보다 식사가 중요한데 외부에서 충분한 영양을 공급해 줄 때 세포도 튼튼해지고 몸도 건강하게 된다.

## 배불리 먹고 살 빼는 법

오해하지 말아야 할 것은 칼로리가 영양학의 전부가 아니라는 사실이다. 많은 사람들이 권장 칼로리대로만 먹으면 살도 빼고 건강을 지킬 수 있을 것으로 생각한다. 일반적으로 다이어트 클리닉에서는 하루 1천 2

백 칼로리에서 1천 5백 칼로리 이내로 섭취할 것을 지시한 뒤 '칼로리 식단'을 짜준다. 하지만 이대로 식단 조절을 하려면 아주 적게 먹어야 하기 때문에 다이어트가 하늘의 별 따기처럼 어려운 일이 되어 버린다.

다이어트에 성공하려면 배고픔을 참기보다 적정량을 먹어도 칼로리를 태울 수 있는 것들을 먹어야 한다. 또한 여분의 칼로리를 효율적으로 태울 수 있도록 성능 좋은 에너지 공장을 갖추는 것이 중요하다. 즉 세포를 건강하게 만들어야 한다. 진정한 의미의 다이어트란 '9대 영양소를 적절하게 공급하여 세포를 살리는 것'이다. 그래야 인체의 면역력도 키우고 여분의 지방도 남김없이 태울 수 있다.

강조하지만 덜 먹는 방식으로는 요요현상을 피할 수 없다. 세포는 갑자기 영양소가 적게 들어오면 생존에 위협을 느끼고 긴장을 한다. 그러다가 갑자기 음식이 많이 들어오게 되면 '기회는 이때다!' 하고 저장하려는 성질을 발휘하게 된다. 세포의 이러한 자기 보존 욕구는 상상을 초월할 정도다. 굶는 것을 기본으로 하는 다이어트들이 결국 실패하고 마는 이유이다.

이러한 사실은 무엇을 말하는가. 먹는 양을 줄이기보다 먹는 습관을 바꿈으로써 살을 빼야 한다는 것이다. 다음은 임상을 통해 확인한 건강한 다이어트법이다. 여러 번 이야기하지만 가장 중요한 것은 먹는 순서이다.

첫째, 아침 식사 때는 착즙한 생과일 주스와 과일을 마음껏 먹어도 좋다. 아침 식사 대신 사과나 당근 주스를 먹는 것도 충분하다.

둘째, 점심 식사 30분 전이라면 과일과 채소를 얼마든지 먹어도 된다. 하지만 아무리 몸에 좋은 과일과 견과류라고 해도 식후에 바로 먹으면 건강에 도움이 되지 않으므로 피해야 한다. 이렇게 한 달만 연습하면 좋은 식습관이 몸에 배게 된다.

셋째, 섞어 먹지 않는다. 탄수화물(밥)과 또 다른 탄수화물(빵, 면), 혹은 탄수화물(밥)과 단백질(어육류)을 함께 먹으면 인체는 음식을 소화시키는 데에 상당한 부담을 안게 된다.

여기에 적절한 호흡법을 추가하면 상상할 수 없을 정도로 집중력이 좋아져 공부하는 학생들은 총명탕이 필요 없어진다. 공부를 잘하고 싶은데 체력이 뒷받침되지 않는 학생들은 필수적으로 이것을 지켜야 한다. 이것은 나 개인의 경험일 뿐만 아니라 우리 병원을 찾는 환자들을 통해 임상으로 경험한 것이다.

## 칼로리는 땔감일 뿐이다

칼로리란 인체 내에서 땔감과 같은 역할을 한다. 땔감은 음식을 조리하고 방을 따뜻하게 만드는 데에 쓰인다. 땔감이 모자라면 방이 데워지지 않듯이 인체도 칼로리가 모자라면 활동에 지장을 받는다. 칼로리는 삶을 영위하는 데 없어서는 안 될 매우 중요한 요소이지만 그것이 전부는 아니다.

우리의 몸은 3대 영양소(탄수화물, 단백질, 지방)만 가지고는 에너지를 만들어 내지 못한다. 적정량의 땔감을 집어넣었다고 해도 불쏘시개를 넣어 주지 않으면 제대로 타지 않는 것과 같다. 우리 몸에서 불쏘시개 역할을 하는 것을 부영양소(비타민, 미네랄, 물, 식이섬유, 피토케미컬, 효소)라고 한다. 부영양소는 새로운 세포를 만들고 낡은 세포를 처리하고 세포 내에서 에너지 발전을 하기 위해 꼭 필요한 영양물질이다.

기아에서 벗어나는 것이 최상의 목표였던 과거에는 3대 영양소인 탄수화물, 지방, 단백질을 최고로 여겼다. 그때만 해도 '칼로리 절대 부족'의 시대였기 때문에 양적으로 잘 먹는 것이 중요했다. 그러나 산업화 이후 식량을 대량생산하게 되면서 칼로리 문제는 어렵지 않게 해결되었다. 해결되는 정도가 아니라 너무 먹어 비만 증상을 호소하는 사람들이 늘게 되었다. 생활습관병이라 불리는 성인병이 창궐하게 된 것도 이 시기이다.

학교에서는 3대 영양소에 비타민, 미네랄의 요소를 추가하여 5대 영양소라는 것을 가르치게 되었다. 이렇듯 이미 오래 전에 칼로리 외에 비타민, 미네랄의 중요성을 강조하는 교육이 이루어지고 있었던 것이다. 최근에는 5대 영양소에 물, 식이섬유, 피토케미컬, 효소를 추가하여 9대 영양소를 제시하고 있다. 이는 3대 영양소와 5대 영양소로는 생체 활동을 유지하는 데에 어려움이 있으므로 반드시 9대 영양소를 고려하여야 한다는 뜻이다.

## 음식의 양보다 종류가 더 중요하다

최근 약물복용으로 입맛을 떨어뜨리거나 지방흡입술을 이용해 다이어트를 하는 사람들이 늘고 있다. 일시적인 방법일 뿐 성공사례가 없음에도 불구하고 살을 빼고 싶은 욕망이 강한 나머지 상업화의 유혹에 넘어가 버리고 마는 것이다.

칼로리 제한식은 지키기도 어렵지만 그보다 더 중요한 것을 간과하고 있다. 다이어트에 있어서 얼마나 많은 살을 뺐느냐가 중요한 게 아니라 어떻게 뺐느냐가 훨씬 중요하다. 또한 얼마나 적게 먹었느냐보다 어떤 종류의 음식을 먹었느냐가 더 중요하다.

먹는 양을 줄이거나 칼로리를 제한하면 살이 빠질 것이라고 믿는 것은 잘못된 상식이다. 비만은 많이 먹어서 걸리는 병이 아니다. 비만의 진짜 원인은 '잘못된 식습관'이다. 주변에 육류, 백미, 흰 밀가루, 튀김, 가공식품, 과자, 인스턴트식품, 외식을 즐기는 사람이 있다면 그 사람은 틀림없이 비만으로 고통받고 있을 것이다.

이런 식품은 3대 영양소만 들어 있을 뿐 부영양소는 부족한 경우가 대부분이다. 같은 맥락에서 고기만 먹는 황제 다이어트 역시 결코 바람직한 다이어트 방법이 아니다. 누군가가 정말 고기만 먹고 살을 뺐다고 하더라도 그것은 일시적인 현상일 뿐 정말 비만에서 벗어난 것은 아니다. 곧 영양소 부족으로 인한 요요현상이 찾아올 것이기 때문이다.

아무리 많은 살을 뺐다고 하더라도 무리한 칼로리 제한식, 약물복용, 위절제술, 지방흡입술과 같이 세포가 싫어하는 방법을 경유했다면, 혹은 먹는 음식의 종류가 형편없다면 그 사람은 원래의 몸무게로 돌아가든지 평생 골골거리며 살게 될 것이다.

# 과일, 채소, 견과류, 통곡물은 대표적인 다이어트 식품

원래 우리 몸은 여분의 칼로리가 남아 있다면 배고픔을 느끼지 않는 것이 정상이다. 인체는 몸에 남아 있는 칼로리를 다 태운 후에야 배가 고프다는 느낌을 가지게 되기 때문이다. 아궁이에 땔감이 남아 있는데 또 땔감을 넣을 필요가 있겠는가.

자연계를 보면 뚱뚱한 동물이 없다. 칼로리를 다 태운 후에야 배고픔을 느끼고 먹을거리를 찾아 나서기 때문이다.

하지만 인간은 비만환자일수록 배고픔을 더 많이 느낀다. 인간의 배고픔은 모자란 칼로리 때문이 아니다. 부영양소가 부족하여 배고픔을 느끼는 것이다. 다시 말해 칼로리는 넉넉한데 불을 붙일 불쏘시개(비타민, 미네랄, 물, 식이섬유, 피토케미컬, 효소)가 없어 몸이 무언가 넣어 달라고 요청하는 것이다.

불쏘시개가 필요하다는 요청을 칼로리의 요청으로 잘못 알아듣고 고칼로리 음식을 먹는다면 어떻게 될까. 얼마 지나지 않아 다시 배고픔을 느끼게 될 것이다. 이로 인해 인체에는 여분의 칼로리가 계속 쌓이게 된다.

이때는 고칼로리식보다 부영양소 위주로 식사를 해야 한다. 즉 비타민, 미네랄, 물, 식이섬유, 피토케미컬, 효소가 많이 든 식품을 섭취해야 하는데 그것은 생과일, 생채소, 견과류, 통곡물 등에 많이 들어 있다. 체내에서 칼로리와 부영양소가 조화를 이루게 되면 뇌는 생화학적으로 영양이 충분하다는 신호를 보낼 것이고 몸은 더 이상 음식을 요구하지 않게 된다.

반면 칼로리만 높은 음식을 먹게 되면 비만이 될 수밖에 없으며, 먹어도 계속 배가 고프기 때문에 다이어트에 성공할 수도 없고 질병에 걸릴 확률도 높아진다.

## 과일과 견과류가 왜 좋을까

우리 선조들은 원래 원숭이처럼 과일을 주식으로 삼아 살아가는 '과육동물'이었다. 신선한 과일에는 우리 몸을 구성하는 영양소들이 이상적인 비율로 들어 있는데 탄수화물, 단백질, 지방이 골고루 포함되어 있을 뿐만 아니라 비타민, 미네랄, 물, 식이섬유, 피토케미컬, 효소가 완벽하게 조화를 이루고 있다. 과일 외에 채소와 견과류는 보너스라고 생각하면 된다.

견과류의 경우 몸에 유익한 지방이면서 소화될 때까지 많은 시간이 걸린다. 빨리 소화되지 않기 때문에 오랫동안 든든함을 느낄 수 있어 다이어트에 이상적인 식품이다. 마른 사람, 운동선수, 살찌기 원하는 사람은 하루 한 줌의 견과류를 섭취하는 것이 좋다. 비만이거나 체중이 표준인 사람은 그 반만 먹어도 된다.

과일이나 채소 중에서는 견과류와 함께 먹을 때 흡수도가 올라가는 것들이 있다. 당근, 토마토의 경우 지용성비타민을 많이 함유하고 있기 때문에 식물성 기름인 견과류와 함께 먹는 것이 좋다.

# 3
# 음식이 다섯 가지 생활 독소 중 으뜸인 이유

우리 조상들은 무엇을 먹고 살았을까? 다윈에 의하면 인류의 역사는 1천 2백만 년 전 아프리카에서 시작되었다. 인류의 조상은 아프리카 밀림 지역에 주로 분포되어 있었는데 지각변동으로 대륙이 균열되면서 유럽과 아시아가 떨어져 나가게 되었다. 생태환경의 변화로 인해 일부는 밀림에서 살면서 유인원인 침팬지, 원숭이로 진화하였다. 인류가 출현한 것은 6백만 년 전의 일로 생존에 적합한 형태로 신체가 변화하면서 인간으로 진화했다고 보고 있다.

## 현대는 인류 역사상 건강 문제가 가장 심각한 시대이다

존스 홉킨스 대학의 저명한 인류학자인 앨런 워커(Alan Walker) 박사는 1

천 2백만 년 전의 원시인부터 호모 에렉투스에 이르기까지 석화된 치아 연구를 통해 "우리 인간의 초기 선조들은 육식과 씨앗, 새싹, 잎, 풀 등을 먹은 게 아니었다. 우리는 잡식주의자가 아니라 주로 과일에 의존해 생존했다"고 발표했다. 인류는 과육(果肉)을 먹는 종이었던 것이다.

침팬지와 원숭이 등 유인원은 지금까지 과일과 부드러운 채소, 근채류, 개미 등을 먹이로 삼고 있다. 인류는 5만 년 전쯤인 중기 구석기시대부터 난방과 조리에 불을 사용했는데 음식을 익혀 먹으면서 식품의 독성과 기생충으로부터 몸을 보호하게 되었다. 이는 인류가 자연계의 거인으로 진화한 중요한 원인으로 꼽히고 있다.

1만 년 전 신석기시대에 접어들면서 많은 인류가 수렵·채집 생활을 청산하고 농경 유목 생활로 돌아서게 되었다. 채집과 사냥은 일부 종족에게만 물림되거나 부업 정도로만 남았다.

중세에 이르러 대부분의 서양 문명과 동양 문명은 빵과 밥을 주식으로 하는 농경문화를 적극 수용하였다. 가축을 기르되 고기를 얻기보다 젖과 털을 얻는 것이 목적이었다. 서양의 식단을 보면 밀, 포도, 올리브가 주를 이루며 약간의 육류와 치즈를 곁들였다. 목축이 주업이 된 것은 훨씬 뒤의 일이다. 한편 동양에서는 채소와 쌀을 주식으로 삼는 문화가 공고해졌다.

인류는 산업화라는 큰 변화를 겪으면서 먹거리를 대량생산하게 되었는데 서양은 1백여 년, 일본은 70년, 한국은 40년 전부터 인류 역사에서 경험하지 못한 과잉의 시대를 살게 되었다. 즉 곡류와 채식을 주식으로 삼던 생활에 육류가 끼어들었고, 공장에서 제조된 각종 인스턴트식품 등 자연의 법칙을 거슬러 생산된 식품들이 우리 식탁을 점령하였다.

이로 인해 인체 세포는 '과잉 속의 결핍'이라는 미지의 경험을 하게 되었으며 유전적인 문제까지 야기된 실정이다. 수백만 년 전, 과육을 주식으로 삼던 인류는 산업화 이후 진화를 뛰어넘는 먹거리의 변화에 적응하지 못하여 현재 인류 역사상 건강 문제가 가장 심각한 시대를 맞이하게 되었다.

# 4

# 지방에 대한 위험한 진실

그동안 지방은 비만의 주범으로 인식되어 왔다. 탄수화물과 단백질이 1 그램당 4칼로리의 열량을 내는 것에 비해, 지방은 1그램당 9칼로리라는 높은 열량을 내기 때문이다. 과다한 지방 섭취는 체형을 망가뜨리는 것에 그치지 않고 여분의 콜레스테롤을 혈관 벽에 쌓아 고지혈증, 고혈압, 당뇨, 암을 유발하는 원인이 된다.

## 생선 기름도 동물성 기름이다

지방은 자체로도 열량이 높지만 다른 음식까지 더 먹게 만드는 부작용이 있다. 지방이 들어간 음식은 고소한 풍미를 가지고 있어 입맛을 당기는데 지방과 탄수화물이 만나면 최악이다. 맛이 상승작용을 일으키기 때문이다. 버터가 켜켜이 녹아든 빵, 치즈 케이크, 각종 튀김, 비스킷은 배가 완전히 부른 상태에서도 자꾸 손이 가는 음식들이다.

세계적으로 지중해식 식단이 들불 번지듯 유행한 적이 있었다. 동물성 지방을 식탁에서 몰아내고 채소, 등푸른생선, 올리브기름 등을 풍족하게 먹는 것이 지중해식 식단이다. 이것은 생선, 올리브기름을 수시로 먹어 온 지중해 사람들이 몸매도 날씬하고 장수하는 것에서 힌트를 얻은 방법이다.

지중해식으로 식사를 하면 정말 살도 안 찌고 병에도 안 걸리는 것일까. 결론부터 말하자면 지중해식 식단이라고 해서 무조건 좋은 것은 아니다. 특히 등푸른생선은 결코 몸에 좋은 지방이라고 할 수 없다.

좋은 지방이란 혈관에 찌꺼기가 쌓이지 않는 불포화지방으로 세포막을 튼튼히 해주고, 지방대사를 원활히 해주며, 뇌신경 조직을 구성하고, 몸속의 장기를 보호하며, 체온을 유지시키는 데 도움을 주는 지방을 말한다. 오메가3, 오메가6와 같은 필수지방산이 바로 좋은 지방인데 우리 몸이 합성하지 못하기 때문에 반드시 식품으로 보충해야 한다.

한국인의 경우 오메가6는 콩기름, 옥수수기름 등을 통해 부족하지 않게 섭취하고 있으나 오메가3는 현저하게 부족한 실정이다. 오메가3는 체내에서 DHA와 EPA로 분리되는데 DHA는 두뇌발달을 촉진하는 역할, EPA는 혈행을 좋게 만들어 성인병을 예방하는 역할을 하는 것으로 알려져 있다.

생선에는 오메가3가 풍부하게 들어 있기 때문에 한때 매스컴에서 일부러 섭취할 것을 권장하기도 하였다. 하지만 FDA의 권고안에 따르면 임산부는 참치를 비롯한 등푸른생선을 먹지 않는 것이 좋다고 한다. 생선에 농축된 오염물질의 농도가 너무 높아 기형아가 태어날 우려가 있기 때문이다. 일반인의 경우 괜찮다고는 하지만 당장 표시가 나지 않을 뿐 몸 어딘가에 축적되어 있다가 어떤 식으로든 문제를 일으키게 되어 있다.

## 오메가6의 과다 복용이 문제이다

건강을 지키기 위해서는 오메가3와 오메가6의 비율을 맞추어야 한다. 식물성 지방인 아마씨, 들기름, 호두 등에 들어 있는 $\alpha$-리놀렌산이 오메가3이다. 또한 등푸른생선유에 들어 있는 EPA와 DHA도 오메가3 지방산이다.

반면 옥수수유와 잇꽃유에 들어있는 리놀레산이나 육류와 생선에 있는 아라키돈산이 대표적인 오메가6 지방산이다. 오메가3나 오메가6 지방산 모두 인체의 조절물질을 합성하는 데에 쓰인다.

오메가6 지방산 대 오메가3 지방산의 적정비율은 4 대 1 정도로 알려져 있다. 이 비율을 지켜야 혈압, 혈액응고, 면역기능 등 생체리듬이 정상이 된다. 오메가6 과잉이 되면 염증반응이 촉진되고, 인슐린 민감성이 둔화되며, 식욕이 증가하여 비만을 유발하고 암세포의 성장을 부채질하게 된다.

오메가6 지방산은 열에 취약하며 쉽게 산패되는데 현재 시판되고 있는 식용유, 육류 등의 먹거리를 보면 오메가3보다 오메가6의 비율이 너무 높다. 이처럼 산패되기 쉬운 식용유를 튀김에 이용하고 고기를 익혀 먹는 것이 너무나 자연스러운 식습관이 되어 버렸다.

신체 건강에는 무엇을 먹느냐 만큼 어떤 방식으로 먹느냐가 중요하다. 식품을 2차, 3차로 가공할 때 자연으로부터 멀어지며 인체 세포는 균형이 무너져 병들게 된다. 고열이나 화학약품으로 처리한 정제 식용유가 아닌 전통 압착식 기름을 꼭 써야 하는 이유이다.

오메가3는 염증을 억제하고 오메가6는 염증을 유발하는 기능이 있다. 염증이라고 해서 무조건 나쁜 것은 아니다. 염증은 인체 세포가 병균과 싸우기 위해 몸의 면역 시스템을 가동시킨 것이다. 그러나 이것이 과하면 염증의 최고 단계인 암을 일으켜 반대로 신체를 집어삼키게 된다.

## 식물성 기름의 위험한 진실

과일과 채소가 우리 몸에 좋다는 것은 누구나 다 알고 있는 상식이다. 당연히 동물성 기름보다 식물과 채소로 만든 식물성 기름이 몸에 더 좋을 것이라 생각하고 있다.

현재 식물성 기름이라면 마가린, 현미유, 콩기름, 참기름, 들기름, 올리브유, 해바라기씨유, 옥수수유, 카놀라유, 포도씨유, 홍화유 등을 들 수 있다.

하지만 식물성 기름이라고 해서 다 몸에 좋다고 단정하기는 어렵다. 자본주의의 경제 논리에 의해 전통식 압착이 아닌 정제 추출식으로 만들어진 식물성 기름에는 건강을 위협하는 요인이 도사리고 있다. 이런 기름들은 1900년대 이전에만 해도 존재하지 않는 것들이었다.

한국의 전통적인 식습관은 기름 사용량이 많지 않으며 직접 압착하여 짠 참기름, 들기름, 고추씨기름, 산초기름, 동백기름 등을 사용했고 일부 특별한 경우에만 돼지기름을 사용했다.

서양에서도 각 가정에서 우유를 이용하여 버터를 만들거나 올리브를 압착해서 짜낸 올리브유와 아마씨유 등을 먹었으며 그 외 돼지, 소, 양, 닭 등에서 얻어 낸 동물성 기름을 요리에 사용했다.

전통적인 기름 추출법은 굽고, 으깨고, 다지고, 끓이고, 거르는 과정을 거친다. 이런 방법을 경유한 기름은 분명히 몸에 유익하지만 손이 많이 가야 하는 단점이 있다. 산업화 이후 기술의 혁신으로 인해 복잡하고 손이 많이 가는 압착식 기름 대신 화학적인 공정을 거친 정제 기름들이 '식용유'라는 이름을 달고 저렴한 가격에 대량으로 시중에 유통되었다.

맛 좋고 값싸고 몸에도 좋다는 식의 적극적인 마케팅에 힘입어 해가 갈수록 버터와 동물성 지방의 사용량은 급감하고 식물성 기름의 소비량은 급증하는 추세이다.

문제는 이뿐만이 아니다. 콩, 옥수수, 카놀라, 해바라기씨 등의 기름의 원료가 되는 씨앗을 보면 다수가 수입품으로 유전자 조작을 거친 것들이 대부분이다. 유전자 변형(GM) 콩에서 지방만을 빼내 만든 콩기름은 완제품에 '유전자 변형 농산물(GMO) 단백질' 성분이 없다며 GMO 표시를 하지도 않는다. 우리는 식용유에 어떤 콩을 사용하는지 알 수 없다. 확실한 것은 미국에서 생산되는 농작물의 90퍼센트가 유전자 변형 제품이고 한국은 세계 제2위의 수입국이라는 사실이다.

또한 정제 식용유를 사 먹지 않는다고 해서 문제가 해결되는 것은 아니다. 시중에서 판매되는 과자, 케이크, 빵, 사탕, 캐러멜, 젤리, 시리얼, 초콜릿, 아이스크림, 마요네즈, 치즈, 참치캔, 각종 드레싱, 피자, 면류 등은 유전자 조작된 콩과 화학제품을 통해 추출된 식용유로 만들어졌다는 사실이 숨겨져 있다. 이러한 식생활 환경으로 인해 현대인은 암 및 만성질환에 노출될 수밖에 없다.

## 지방의 양보다는 질이 더 중요하다

우리 몸을 이루는 성분은 물(66퍼센트), 단백질(16퍼센트), 지질(13퍼센트), 무기염류(4.4퍼센트), 탄수화물(0.4퍼센트) 등이다. 탄수화물의 경우 우리가 주식으로 삼을 만큼 섭취 비율이 높은데도 인체 구성 비율에 있어서는 현저하게 낮은 것을 알 수 있다. 이는 우리가 섭취하는 대부분의 탄수화물이 체내에서 에너지원으로 쓰여 소모되기 때문이다.

영양 섭취 기준에 있어 성인에게 요구되는 지방 섭취량은 전체 열량의 15퍼센트에서 25퍼센트 정도이다. 단백질과 지질은 대부분 몸속에서 만들어지는데, 합성되지 않는 일부는 필수적으로 먹어야 한다. 이것을 필수지방산이라고 한다.

필수지방산인 리놀레산(오메가6)과 $a$-리놀렌산(오메가3)은 반드시 식품을 통해 섭취해야 한다. 이들 필수지방산은 인체 내에서 성장을 담당하며 피부의 재생, 생식, 적혈구 구조를 유지하고 눈의 망막, 중추신경계의 세포막 구조의 생성과 유지에 중요한 역할을 하고 있다. 이렇듯 내 몸을 구성하고 기능을 유지하는 주요 성분을 불량식품으로 먹어서야 될 일인가.

시판되는 콩기름, 카놀라유, 옥수수기름, 홍화유 등의 식용유는 높은 비율의 불포화지방산으로 이루어져 있는데 이 지방은 구조가 불안정하고 제조나 보관 과정에서 산화가 쉽게 일어난다.

산화된 지방이 몸속에 들어가면 염증을 유발하고 세포의 변화를 초래하며 동맥 속 콜레스테롤을 산화, 산패시켜 혈관 질환을 일으킨다. 특히 기름에 튀긴 음식을 과도하게 섭취할 경우 염증 반응이 촉진되는 등 우리 몸의 균형이 무너지게 된다.

강조하지만 모든 식품은 먹는 양보다 질이 더 중요하다. 열량의 35퍼센트 이상을 익히지 않은 지방에서 섭취하는 지중해 크레타섬 사람들이나, 지방 섭취가 60퍼센트에 이르는 전통 이누이트족은 식단에서 지방의 비율이 높음에도 건강한 삶을 살았다.

그러나 이들에게 현대식 문화가 유입되면서 가공된 지방이나 입이 좋아하는 달콤한 식품들이 기존 식단을 밀어내게 되었다. 익히지 않은 지방 섭취가 줄어드는 대신 가열한 지방과 변성된 단백질이 그 자리를 채우게 된 것이다. 이로 인해 다른 도시의 질병 발생율보다 더 나쁜 비율로 건강이 나빠지는 현상이 나타나고 있다.

# 5
# 동물성 지방이 종양을 키운다

산업사회에 접어들면서 더 이상 소, 돼지를 방목하여 키우는 농가를 찾아볼 수 없게 되었다. 현재 마트에서 판매되고 있는 육류의 대부분은 좁은 우리에 가두고 일률적으로 사료를 공급하여 키운 것들이다. 경제 논리에 의해 대량생산된 소는 근수가 많이 나가고 육질이 연할지는 모르지만 그만큼 부작용이 나타날 확률이 높다.

## 동물성 지방이 종양을 키운다

사람이나 동물이나 좁은 장소에 갇혀 살면 스트레스가 증가하여 질병에 취약해진다. 질병을 막기 위해 농가에서는 대량의 항생제를 투여하는데 이때 성장촉진제도 함께 사용된다.

이러한 화학 합성물질의 저장소가 바로 지방이다. 인간이 동물성 지방을 섭취하게 되면 동물에게 투여된 항생제와 성장촉진제도 함께 먹게 되는 것이다. 이러한 물질은 인간의 몸속에 들어가 여러 가지 이상 증상을 일으키는데 먼저 호르몬 분비를 촉진시키게 된다.

호르몬은 생체환경을 일정하게 유지하는 항상성(homeostasis) 등 각종 생리현상을 조절하는 물질이다. 호르몬은 내분기계에서 합성되어 혈류를 통해 각 기관으로 이동하여 성장과 노화에 관여하며 인간이 느끼는 기쁨과 슬픔, 행복감, 우울감 등에도 큰 영향을 미친다.

호르몬 분비가 원활하다는 것은 대사를 빨리 진행시킨다는 뜻이다. 대사가 빨라진다는 것은 신체의 기능이 원활해진다는 뜻으로 언뜻 좋을 것 같다는 생각이 든다. 물론 그런 면도 있다. 그러나 빨리 돌리는 기계는 그만큼 빨리 낡게 되어 있다. 즉 호르몬 분비가 비정상적으로 왕성한 사람은 빨리 성장하고 빨리 늙는다.

성장기 어린이가 달걀, 갈비, 불고기, 피자, 우유, 요구르트 등 동물성 지방을 많이 섭취할 경우 사춘기가 일찍 찾아오게 된다. 과거의 여성은 열여섯 살이 되어서야 초경을 했는데 요즘은 아홉 살, 열 살 어린이도 생리를 한다. 성조숙은 호르몬 이상을 초래하여 정상적인 성장을 방해하고 학업에 지장을 미치며 뇌종양, 중추신경계 이상을 초래한다.

지나친 동물성 지방의 섭취는 아이들뿐만 아니라 성인에게도 나쁜 영향을 미친다. 암 및 각종 대사성 질환을 유발하는 등 노화의 주범으로 지목되고 있다.

생선도 넓은 의미에서는 동물성 지방이다. 직접적으로 항생제나 성장촉진제를 투여하지는 않지만 생선기름에는 팝(POP) 물질이 다량으로 녹아 있다. 팝 물질이란 '잔류성 유기화학물'의 총칭으로 대기오염, 환경오염으로 인해 발생하는 온갖 공해물질을 말한다. 바다로 흘러들어 간 공해물질은 생선 지방에 농축되어 있다가 이것을 먹은 인간에게 고스란히 유입된다.

동물성 지방은 암세포 등 종양의 성장을 부채질하는 것으로도 확인되었기에 더더욱 조심해야 한다. 보통 음식요법을 진행할 때 동물성 지방의 허용치는 일주일에 300그램 정도이다. 육류에 의해 생기는 이 정도의 독성물질은 인체 세포가 해결할 능력이 있는 것으로 본다.

## 동물성 기름보다 더 나쁜 트랜스 지방

흔히 동물성 기름은 포화지방이기 때문에 몸에 좋지 않고 식물성 기름은 무조건 좋다고 생각하기 쉽다. 그러나 식물성 기름도 종류에 따라 동물성 기름과 마찬가지로 혈중 콜레스테롤 비중을 높일 수 있다. 식물성 기름에 수소를 첨가하여 고체화시킨 마가린의 경우 트랜스 지방의 형태를 띠고 있어 절대적으로 피해야 한다.

마가린은 팝콘, 호떡, 도넛, 토스트 등을 요리할 때 주로 사용되는 지방으로 한때 '하늘이 내린 맛'이라는 별칭을 얻을 만큼 식품의 식감을 바삭바삭하게 만들고 맛의 풍미를 높여 주는 기능을 인정받았다. 게다가 실온에서도 잘 녹지 않아 식품의 모양을 단단하게 고정시켜 주고 유통기한을 늘리는 데에 유리하다 보니 무분별하게 사용된 감이 없지 않다.

하지만 앞서 말했듯 마가린과 쇼트닝은 대표적인 트랜스 지방이므로 사용에 주의를 기울여야 하는 식품이다. 실온에서 고체 덩어리로 존재하는 트랜스 지방은 체내에서도 잘 녹지 않아 플라스틱 지방이라 불리며, 몸속에 조금씩 축적되어 해독을 어렵게 하는 원인이 된다.

최근 연구에 의하면 트랜스 지방은 기억력에도 부정적인 영향을 미친다고 한다. 미국 캘리포니아대학 연구팀이 트랜스 지방 섭취량과 기억력의 상관관계를 조사한 결과 트랜스 지방 섭취량이 1그램 증가할 때마다 기억하지 못하는 단어의 수가 0.76개씩 늘어나는 것으로 나타났다. 그밖에도 트랜스 지방은 세포의 DNA와 단백질을 손상시키는 활성산소를 만들어 암을 유발시키는 것으로 알려져 있다.

## 지방을 줄였는데도 살이 찌는 이유는

1970년대 미국에서는 비만 환자가 급증하자 지방 섭취를 줄이자는 캠페인이 일었다. 워낙 기름진 음식을 즐기는 미국인이다 보니 지방만 줄여도 살이 빠질 것이라고 생각했던 것이다. 언론 매체의 지원에 힘입어 스테이크, 피자, 햄버거, 베이컨, 버터 등을 예전보다 10퍼센트 가량 덜 먹게 되었다.

지방을 줄인 결과는 어떠했을까? 미국인은 날씬해졌을까? 안타깝게도 캠페인 이후 미국에는 비만 인구가 세 배나 증가하였고, 심장병 발병률 또한 다섯 배 가까이 올라갔다고 한다.

왜 이런 일이 벌어진 것일까. 미국인들은 지방 섭취를 줄이는 데에는 성공했지만 지방의 빈자리를 캐러멜, 사탕, 빵, 초콜릿, 케이크, 탄산음료, 페트병에 담아 파는 주스 등 정제 탄수화물과 당분으로 채우고 말았다.

명심해야 할 것은 단편적인 지식만으로는 결코 건강을 지킬 수 없다는 것이다. 건강하려면 아플 때는 물론이고 평상시에도 언제, 어떻게, 무엇을 먹는가에 관심을 가져야 한다. 즉 생체리듬에 맞게 먹고, 음식 궁합에 맞게 먹고, 부영양소가 풍부한 음식을 먹어야 한다. 여기에 스트레스, 과로, 외부환경, 유전적 체질을 고려한 건강법을 실천해야 한다.

## 지방 섭취는 견과류와 씨앗류 형태로도 가능하다

강조하지만 단편적인 방법으로는 결코 건강해질 수 없으며 비만도 해결할 수 없다. 건강을 지키기 위해서는 근본적인 인식의 전환이 필요하다. 앞에서도 말했듯이 현대인은 오메가3와 같은 좋은 지방을 꾸준히 섭취하여 영양 불균형에 대처해야 한다.

견과류에는 오메가3는 물론이고 오메가6와 같은 필수지방산이 골고루 포함되어 있기 때문에 몸에 좋은 지방이다. 평소 땅콩, 호두, 아몬드, 피스타치오, 해바라기씨, 캐슈너트와 같은 가공되지 않은 견과류를 꾸준히 섭취한다면 지방 섭취에 대한 걱정은 하지 않아도 좋을 것이다.

일각에서는 견과류가 지방을 많이 포함하고 있기 때문에 비만의 위험이 있다고 말하지만 실제로 견과류가 체내에서 지방으로 변할 확률은 매우 적다. 땅콩의 소화율은 채 15퍼센트가 되지 않는다. 우리가 먹는 대부분의 견과류는 체내에서 흡수되지 않은 상태로 배설되어 버린다.

견과류뿐만이 아니다. 지구상에 존재하는 대부분의 자연식품은 좀 많이 먹는다고 해도 인체에 별다른 해를 미치지 않는다. 인체는 필요한 만큼만 사용한 뒤, 쓰고 남은 것은 배설시켜 버리기 때문이다.

견과류는 식물성 지방이기 때문에 동물성 지방과 달리 호르몬 분비에 별다른 영향을 미치지 않는다는 장점이 있다. 대사가 완만해지는 것이다. 장수의 비결은 간단하다. 호르몬 분비를 지연시켜 대사를 느리게 한 뒤 몸에 독성물질이 쌓이지 않도록 조심하는 것이다. 거북이 오래 사는 것은 느리게 움직이기 때문이며 사자의 수명이 짧은 것은 순발력이 뛰어나기 때문이라는 점을 명심하자.

성장기 어린이에게 동물성 지방 대신 하루 한 줌 견과류를 먹이면 성장에 도움이 되는 것은 물론이고 두뇌가 발달하는 일석이조의 효과가 있다. 특히 아이들은 반드시 생견과류와 씨앗류를 통해 필수지방산을 섭취해야 한다. 한 연구에 의하면 생견과류를 먹는 사람들은 견과류를 먹지 않는 사람에 비해 심장마비 발병률이 절반에 불과했다. 또한 견과류와 씨앗류는 동양인, 서양인할 것 없이 두루 도움이 되며 노인들에게도 뇌 건강에 도움을 주어 치매를 예방하고 수명을 연장시키는 것으로 나타났다.

오래 사는 것보다 더 좋은 것은 건강하게 사는 것이다. 하루 한 줌 견과류로 '건강하게 오래' 살 수 있으니 이보다 더 좋은 건강법이 있을 수 없다.


## 견과류와 씨앗류는 정상 체중을 유지하는 데에도 도움이 된다

살이 찐 사람은 지방을 덜 먹고, 마른 사람은 많이 먹어야 하는 것이 기본이다. 이때 견과류를 적절히 섭취한다면 체중 조절에 상당한 도움을 받을 수 있다.

지방의 섭취량은 개인의 몸무게 및 몸속에 축적된 지방의 양과 운동량에 좌우되는데 조엘 펄먼의 임상연구에 의하면 적당한 운동을 통해 정상 체중을 유지하는 사람의 경우 하루 60그램 정도의 지방을 섭취하는 것이 적당하다고 한다. 이는 전체 칼로리의 30퍼센트에 해당되는 양이다.

성장기인 십대나 운동선수의 경우에는 하루 지방 섭취량을 120그램에서 180그램 정도로 늘려도 무방하다. 활동이 많은 경우에는 에너지 대비 지방의 비율을 40퍼센트로 잡아도 큰 문제가 없기 때문이다.

임산부나 수유 중인 여성은 비록 과체중이더라도 하루 50그램에서 60그램 정도의 지방 섭취는 필수이다. 비만인 사람도 최소 30그램에서 60그램의 지방을 섭취해야 하며 마른 사람은 60그램에서 120그램을 먹어야 한다.

물론 살찌기를 원한다면 지방 섭취량을 더 늘려야 한다. 운동량이 늘어나 근육이 발달한 경우에도 근육의 요구에 의해 충분히 먹어야 한다. 만약 운동에 의한 근육의 요구가 아닌 입맛의 요구대로 지방을 섭취한다면 결코 건강을 유지할 수 없다. 그러나 너무 말라서 살찌기를 원하는 사람이라면 견과류와 씨앗류를 통해 건강한 지방을 보충할 수 있다.

견과류는 한 줌 가량의 양을 채소, 과일과 함께 먹거나 식간에 먹어야 한다. 아무리 몸에 좋은 견과류라고 해도 식후에 바로 먹거나 간식으로 한 봉지씩 과식하는 것은 결코 좋은 방법이 아니다. 또한 견과류, 씨앗류를 잘 소화시키지 못하는 사람의 경우에는 무리해서 견과류를 먹을 필요가 없다. 싱싱한 과일과 채소만 잘 챙겨 먹어도 인체가 필요로 하는 정도의 지방량은 충족시킬 수 있기 때문이다.

## 콜레스테롤 함유 식품을 섭취할 때는
## 생야채와 함께 먹어야 한다

인체 내 콜레스테롤의 90퍼센트 이상은 세포막에 존재한다. 콜레스테롤의 기능은 매우 다양한데 피부에서 비타민 D를 합성하고, 담즙의 구성 성분인 콜린산을 합성하며, 성장과 성 발달을 촉진시키는 호르몬을 합성한다. 또한 간에서 포도당 합성을 촉진시키는 코르티솔을 생성하는 데에도 쓰인다. 이렇듯 콜레스테롤은 인체에 꼭 필요한 성분이지만 반드시 식품을 통해 섭취할 필요는 없다. 인체의 간에서도 만들어지기 때문이다.

오히려 콜레스테롤을 많이 섭취하는 식습관은 심혈관 질환을 유발할 위험이 있다. 그런데 이러한 사실을 알면서도 일상생활 속에서 고기를 먹지 않기란 쉽지 않다. 어쩔 수 없이 고기를 먹어야 할 경우에는 먹는 지혜를 발휘해 보자. 고기를 먹을 때 생채소와 함께 먹는다면 콜레스테롤의 폐해를 최소화할 수 있다. 생채소에는 음식 효소가 다량 포함되어 있어 고기에 든 지방을 분해하는 데 유리하기 때문이다.

또한 육류와 어류를 동시에 먹는 일은 삼가야 한다. 종류가 다른 지방과 단백질을 한꺼번에 먹게 되면 인체는 이를 소화시키는 데 굉장한 애를 먹게 된다. 육류의 평균 소화 시간이 네 시간이라면, 섞어 먹을 경우에는 이를 소화시키는 데에 두 배 이상의 시간이 걸린다.

육류를 먹은 후 탄수화물인 과일이나 국수, 냉면, 공기밥 등도 먹지 않는 것이 좋다. 여러 종류의 식품이 위에서 한꺼번에 섞이면 부패와 이상 발효가 동시에 일어나 독성물질이 생성된다. 과일은 반드시 식사 30분 전까지 공복 상태에서 먹어야 한다. 아니면 아예 식사 대신 먹어야 한다.

육류 섭취는 최소 하루 한 끼로 조절하고, 저녁에 고기를 먹을 일이 있다면 당일, 혹은 다음 날 아침과 점심에는 육류를 피해야 한다. 물론 생선도 먹지 않는 것이 좋다. 고기를 먹은 다음날은 소화기관이 과로한 상태이기 때문에 아침은 굶는 것도 괜찮다. 소화기관을 쉬게 하는 것만으로도 대변이 달라지며 다음 날 업무의 피로도가 덜한 것을 경험할 수 있을 것이다. 아침에 일찍 일어나는 것도 덜 힘들어진다. 20일 동안만 음식 습관을 바꿔 보자. 몸속에서 기적이 일어난다.

---

지식융합

## 먹어야 하는 기름, 먹지 말아야 하는 기름

유사 이래 우리는 정제 식용유가 가장 범람하는 시대에 살고 있다. 카놀라유, 콩기름, 옥수수기름, 현미유, 해바라기씨유, 홍화유, 면실유, 피넛오일, 향미유, 마가린, 쇼트닝, 버터 대용품, 수소를 첨가한 경화유 등이 우리 몸에 얼마나 해로운지는 몇 번을 강조해도 지나침이 없다.

또한 이러한 기름을 이용해서 만든 2차 제품들도 가급적 피해야 할 식품들이다. 이런 식품은 우리의 몸 세포가 싫어하는 것으로 암 및 만성질환의 역사와 함께하고 있다.

오메가3라는 이름으로 판매되는 생선오일은 건강에 도움이 되는 것은 사실이지만 중금속이나 불순물에 오염되어 있지 않은지 확인해야 한다. 너무 싼 제품은 피하는 것이 좋으며 성분 함량, EPA와 DHA의 비율, 원산지 표시 등을 잘 확인해서 구입해야 한다.

육류의 경우에는 건강한 환경에서 풀을 먹여 키운 가축에서 얻어진 지방은 그나마 괜찮지만 옥수수 사료, 항생제 등을 이용해 대량 생산해 낸 고기의 지방은 피해야 한다. 특히 마블링이 뚜렷한 소고기는 십중팔구 인위적인 환경에서 키운 것이기 때문에 조심할 필요가 있다.

먹어도 좋은 기름, 먹어야 하는 기름은 전통적인 저온 압착식으로 추출한 기름들이다. 아마씨유는 오메가3 지방산이 많이 들어 있어 암 및 만성질환을 앓고 있는 사람이라면 하루에 한 숟가락 정도를 챙겨 먹으면 좋다.

코코넛오일은 식물성 포화지방이면서도 고온에서도 쉽게 산패나 부패되지 않는 특징이 있다. 또한 중간 길이 사슬을 가진 매우 안정적인 지방이기 때문에 면역력을 높이고 HDL 콜레스테롤의 함유량이 높아 체내에서 항생작용을 한다. 단 코코넛오일을 선택할 때는 정제되지 않은 것 즉 저온에서 압착한 엑스트라 버진을 선택해야 한다.

오메가9이 주성분인 올리브기름은 올레산 형태로 단일 불포화지방산을 이루며 항산화성분을 함유하고 있다. 단 고온에 쉽게 산패되므로 조리 시에는 온도에 주의해야 하며 전통 압착식(섭씨 27도의 온도에서 450기압의 압력을 가해 짠 것)으로 추출한 것을 선택해야 한다. 이때도 드레싱이나 마요네즈 같은 비가열 방식으로 섭취하는 것이 좋으며 요리에 넣을 때는 중약불로 조리하는 것이 좋다. 고온에서 조리할 경우에는 더 이상 올리브유가 아닌 다른 유해한 성분으로 변질되니 특히 조심해야 한다. 시중에서 구입할 때는 당연히 저온 압착식 엑스트라 버진을 선택해야 한다.

이런 것을 일일이 구분하는 게 복잡하다면 전통 기름인 들기름과 참기름을 먹으면 된다. 특히 들기름은 전통 압착법으로 짠 우리나라 고유의 기름으로, 외국에서는 찾아볼 수 없는 식품이다. 현재 대량 수입되어 판매되고 있는 엑스트라 버진 올리브기름의 경우 공수 과정에서 추가되는 유통비용으로 인해 매우 고가로 판매되고 있다. 싸고도 안전한 들기름을 올리브유 대용으로 사용한다면 우리 몸에 적합하면서도 건강을 지킬 수 있는 좋은 방법이 될 것이다. 단 들기름은 상하기 쉽기 때문에 신선도에 신경을 써야 한다. 냉장보관이 필수이며 오래된 것은 과감히 버려야 한다. 아무리 좋은 기름이라 하더라도 산패된 것은 인체에 독이다.

기타 산초기름, 고추씨기름, 동백기름 등 저온에서 압착하여 짠 전통 기름도 몸에 유익한 기름이라고 할 수 있다. 다시 한 번 강조하지만 좋은 기름이라고 해서 무조건 많이 먹는 것은 금물이다. 기름은 양념일 뿐 인체 세포의 주식이 될 수는 없다.

# 6
# 암의 근원, 동물성 단백질

임상에서 가장 많이 받는 질문 중의 하나가 단백질에 관한 것이다. 지방의 경우 따로 섭취하지 않아도 과일, 견과류, 씨앗류에 기본적으로 들어 있기 때문에 크게 문제되지 않는다는 것을 안다. 하지만 단백질은 따로 먹어 주어야 하며 그것도 육류로 섭취해야 한다고 생각한다. 기운 떨어지지 않고 힘내서 일하려면 고기가 필요하다는 믿음은 우리들에게는 오래된 고정관념이다. 못 먹고 살던 시대에는 어류와 육류의 단백질이 맛으로나 영양학적으로나 거부할 수 없는 매력으로 다가왔다. 회식이나 가족 외식의 경우 보통은 고깃집에서 하는 것이 일반적이며 심지어 다이어트 중인 사람도 단백질 공급원으로 닭 가슴살을 애용하곤 한다.

## 동물성 단백질은 그을음을 많이 발생시킨다

사람들이 이처럼 동물성 단백질을 맹신하게 된 데에는 필수아미노산을 섭취해야 한다는 생각이 자리잡고 있기 때문이다. 단백질은 여러 개의 아미노산으로 구성되어 있으며 많은 부분이 인체 내에서 합성된다. 합성되지 못하는 아미노산은 필수적으로 섭취해야 하는데 이를 필수아미노산이라고 한다.

필수아미노산은 세포조직을 재생, 치료하고 효소 및 호르몬과 근육을 형성하는 데 없어서는 안 될 존재이다. 필수아미노산이 부족하면 면역력에 구멍이 뚫리고 대사에 장애가 온다. 하지만 우리가 오해하지 말아야 할 것은 필수아미노산이 우리 몸에 꼭 필요한 성분임에는 틀림없지만 반드시 동물성 단백질을 통해 섭취해야 하는 것은 아니라는 사실이다. 또한 단백질을 그냥 먹는다고 해서 몸속에서 모두가 단백질로 변하는 것은 아니다. 인체는 우리가 섭취한 음식물을 아미노산으로 변형시킨 뒤 다시 단백질로 재조직하는 과정을 거친다.

인체 주요 구조물 중 단백질이 차지하는 비중은 체중의 16퍼센트 정도이다. 인체는 영양학적으로 총열량의 10퍼센트는 단백질로 충당해야 하는데 동양인의 경우에는 하루 50그램 정도를 섭취하는 것이 적당하다.

우리가 섭취한 모든 영양물질은 우리 몸에서 에너지로 이용되거나 인체 구조물로 사용된다. 탄수화물이나 지방처럼 단백질도 탄소, 수소, 산소라는 기본적인 원소를 가지고 있다. 그러나 단백질은 여기에 더해 질소를 포함하고 있다. 세포 내에서 단백질이 에너지로 변환될 때, 필연적으로 질소가 제거되는데 이 과정에서 암모니아라는 독소가 생성된다.

혈중 암모니아 농도가 높아지면 인체에 치명적이기 때문에 간은 암모니아를 이산화탄소와 결합시켜 독성이 약한 노폐물인 요소로 만들게 된다. 요소는 최종적으로 신장을 통해 체외로 배설된다.

이렇듯 단백질은 인체 내에서 영양물질과 독소라는 두 가지 측면에서 고려되어야 한다. 다양하고 풍족해진 식사, 서구화된 음식문화 속에서는 단백질의 부족보다 오히려 과잉 문제와 독소를 더 고민해야 한다. 단백질 부족 증상은 아프리카 등 일부 빈민층 아이들이나 장기요양 환자처럼 음식을 먹을 수 없는 환자들에게 나타나는 것일 뿐 정상적인 사회생활을 하는 사람에게서는 거의 찾아볼 수 없는 현상이다.

우리 인체는 굳이 육류, 생선, 달걀 등 동물성 단백질을 먹지 않아도 식물성 식품에 들어 있는 단백질, 탄수화물, 지방을 바탕으로 필수아미노산을 합성할 수 있다. 많은 사람들이 암의 원인으로 식품첨가물이나 지방, 콜레스테롤을 지목하지만 동물성 단백질이 원인이라는 연구 결과도 속속 발표되고 있다.

동물성 단백질을 너무 많이 섭취하게 되면 여성은 골다공증에 노출된다. 그 외에도 동물성 단백질은 신장 결석을 증가시키고 뼈의 밀도를 낮추며, 신장 장애, 조기 노화, 고혈압, 심장병, LDL콜레스테롤 수치 상승, 관절염, 통풍, 백내장 등의 질환을 유발한다.

이처럼 병의 근본 원인이 음식임에도 불구하고 증상을 완화시키는 약만 먹고 있으니 우리 몸이 이물질 처리에 지쳐 항상 피로한 상태인 것도 당연하다.

## 식물성 단백질을 먹어야 하는 이유

동물성 단백질이 우리의 몸에 좋지 않은 영향을 끼치는 반면에 식물성 단백질인 콩과 콩으로 만든 두부, 된장과 같은 발효식품에는 질 좋은 필수아미노산이 다량으로 들어 있다. 앞에서 언급한 통곡류와 견과류, 씨앗류, 브로콜리 등 채소류와 과일류 등에도 좋은 단백질이 많이 들어 있다. 그뿐인가, 이러한 식품을 이용하면 비타민, 미네랄, 섬유소, 피토케미컬, 효소까지 취할 수 있다.

1990년 미국 코넬대학의 콜린 캠벨 교수 연구팀과 영국 옥스퍼드대학의 연구팀 수백 명이 중국 정부와 손잡고 식사와 질병의 관계에 대한 대규모 연구를 실시하였다.

이것은 '식사와 질병의 연관성에 대한 가장 종합적인 대규모 연구'로서 일명 '중국 프로젝트'라고 불린다. 연구자들은 중국의 오지 마을이 다른 지역과는 식습관이 완전히 다르다는 점에 착안하여 이 프로젝트를 기획하였다.

실험에 참가한 중국인들은 한 마을에서 태어나 평생 자기 마을을 벗어나지 않은 사람들이다. 식품이 암 및 만성질환 발병에 미치는 영향을 추적하기에는 최적의 장소였던 것이다. 이들이 내놓은 결과는 놀라웠다. 완벽하게 채식을 하는 마을과 동물성 식품을 적당히 먹는 지역 간의 질병 발생률에 있어 차이가 극명했던 것이다.

동물성 식품의 양이 늘어날수록 암이 증가하였는데 지방이 적은 부위나 유기농으로 키운 닭고기, 달걀 등을 먹은 지역도 그 결과는 비슷했다. 아무리 질 좋은 단백질이더라도 동물성 단백질로는 건강을 지킬 수 없음이 드러난 것이다.

반면에 채소, 과일, 콩만으로 식사를 한 마을에는 암이나 만성질환과 같은 질병이 전혀 발생하지 않았다. 이러한 결과를 통해 녹색 채소와 싱싱한 과일을 먹는 것이 암을 예방하는 데 가장 효과적이란 사실이 드러나게 되었다.

중국 프로젝트는 동물성 지방이 없는 식품, 유기농으로 키운 육축은 그나마 안전하다고 믿던 우리의 고정관념에 경종을 울리는 계기가 되었다.

그렇다면 동물성 단백질은 전혀 먹어서는 안 되는 것일까. 미국 내 채식주의자, 부분 채식주의자, 종교적인 이유로 채식을 하는 사람들을 바탕으로 평균 수명과 건강 정도에 관한 조사를 하였다. 그 결과에 따르면 우리 몸은 개인의 체질과 해독 능력에 따라 차이는 있지만 대부분의 사람들은 어류를 포함하여 일주일에 300그램 정도의 동물성 단백질은 해결할 능력이 있다고 보고 있다. 즉 먹는 양이 중요하다는 것이다.

여러 임상 실험의 결과로 볼 때 동물성 단백질은 인체에 필요한 영양 물질을 함유하고 있는 반면 인체 세포에 독으로 작용함을 알 수 있다. 특히 암 환자나 중증질환자들은 동물성 단백질을 일정 기간 금하는 게 좋으며 인체 정화와 해독을 목적으로 한다면 그 기간에는 절대적으로 금하는 것이 원칙이다. 결론적으로 인체 세포가 부담을 덜 느끼려면 식물성 단백질로 건강을 지키는 것이 바람직할 것이다.

## 중국 프로젝트가 우리에게 알려 주는 것

1. 동물성 포화지방은 강력한 암 촉진제이다.

2. 정제된 설탕과 정제된 흰 밀가루는 암을 촉진한다.

3. 뿌리채소와 통곡물은 암 예방에 오히려 미미하다.

4. 정제되지 않은 식물성 식품, 과일, 채소, 견과류, 씨앗, 콩은 강력한 암 예방 식품이다.

5. 불에 익힌 식품보다는 익히지 않은 식품, 즉 생과일과 생채소를 적절히 섭취해야 한다.

# 7
# 좋은 탄수화물, 나쁜 탄수화물

최근 들어 탄수화물을 비만의 적으로 인식하여 극도로 제한하는 분위기이다. 우리가 탄수화물을 섭취하면 인체에서는 인슐린이 분비된다. 인슐린은 당분을 에너지로 바꾸어 주는 호르몬이다. 탄수화물을 끊으면 인슐린이 나오지 않아 포도당이 지방으로 저장되지 않으며 오히려 체내에 저장되어 있던 글리코겐과 체지방이 에너지화되어 살이 빠진다는 것이 앳킨스 박사의 '황제 다이어트' 원리이다.

## 탄수화물에 대한 오해

황제 다이어트가 탄수화물을 금지하는 것은 인슐린 분비를 억제시킴으로써 지방이 축적되는 것을 막기 위함이다. 또한 탄수화물이 들어오지 않으면 인체는 지방산을 잘게 쪼개 에너지로 만들게 되는데 이렇게 되면 배고픔도 별로 느끼지 않으면서 살을 뺄 수 있다.

하지만 황제 다이어트의 부작용은 우리의 상상을 초월한다. 탄수화물을 끊으면 지방산이 에너지로 변화되는 과정에서 케톤산이 만들어지게 된다. 케톤산은 혈액을 산성으로 만드는 주범으로, 혈액의 산성화가 지속되면 피가 탁해지는 것은 물론이고 혈관까지 상하게 된다.

앳킨스 박사는 채소조차 먹지 못하게 했는데 채소에는 다량의 식물성 탄수화물이 들어 있기 때문이다. 황제 다이어트의 맹점은 식물성 탄수화물조차 입에 대는 순간 요요현상이 찾아와 모든 것이 수포로 돌아간다는 사실이다. 우리가 살아가면서 탄수화물이나 채소를 전혀 먹지 않을 수는 없기 때문에 황제 다이어트는 실패로 돌아가게 되어 있다. 황제 다이어트를 창시한 앳킨스 박사 자신도 비만과 부종을 해결하지 못하여 120킬로그램이라는 거구로 사망했다.

탄수화물이 무섭다고 해서 채소를 먹지 않는다면 혈액 내 수분, 섬유질, 비타민, 무기질이 부족해져 인체 대사에 심각한 위험을 초래하게 된다. 또한 동물성 단백질 섭취가 지나칠 경우 심혈관 질환이 유발된다. 음양으로 위험해지는 것이 황제 다이어트이다.

인류가 오랫동안 탄수화물을 주식으로 삼아 온 데에는 그럴 만한 이유가 있다. 탄수화물은 뇌의 유일한 에너지원이다. 당분을 먹지 않으면 신경이 예민해지는 것도 그런 이유이다.

또한 체내 단백질은 세포 표면에 당쇄(당사슬, glycan)라 불리는 올리고당들로 당화된다. 생화학 분야에서 당쇄는 세포의 분화나 암화, 그밖에 세포 상호간의 정보 전달, 생체조절기구 분야에 있어 중요한 신호 물질임을 인정받고 있다. 탄수화물이 열량을 내는 것에서 한발 더 나아가 세포 대사에 적극적으로 관여하고 있다는 증거이다. 당쇄로 노벨상을 수상한 과학자만도 다섯 명에 달할 만큼 이 분야는 차세대 생명공학 기술의 중요한 부분을 차지하고 있다.


## 좋은 탄수화물은 따로 있다

우리 주변에서 탄수화물이 포함되지 않은 식품을 찾기가 어렵다는 사실은 이 영양소가 얼마나 중요한 것인지를 잘 말해 주고 있다. 동물성 식품인 우유는 물론이고 열량이 거의 없어 보이는 채소, 해조류, 과일에도 탄수화물이 들어 있다.

탄수화물을 건강의 적으로 여겨 온 것은 정제 탄수화물이 당으로 쉽게 전환되면서 중독 증상을 일으키기 때문이다. 우리의 삶에서 중독을 일으키는 물질의 대부분은 정제된 것이다. 헤로인, 필로폰 같은 마약은 물론이고 술과 같은 알코올 음료가 그렇다.

주변에 보면 마치 중독된 것처럼 설탕이나 밀가루 음식을 찾는 사람을 볼 수 있다. 이러한 식품에 대한 그들의 과도한 집착은 알코올 중독자가 술을 찾는 것과 비슷한데, 실제로 정제 탄수화물이 체내에 미치는 영향은 술이 혈관과 시상하부에서 작동되는 원리와 비슷하다. 떡, 빵, 케이크, 설탕음료, 과자 등이 우울감을 없애고 마음의 안정을 찾아 준다면 이미 그것에 중독된 것으로 봐야 한다.

자연식품은 아무리 먹어도 탄수화물 중독을 유발하지 않는다. 자연식품에 든 풍부한 영양소가 보완 작용을 일으켜 허전함을 막아 주기 때문이다. 단백질만 골라 먹거나 정제 탄수화물을 좋아하는 사람은 결코 비만에서 벗어날 수 없으며 육체적으로나 심리적으로 느껴지는 허기를 채울 수가 없다.

건강을 지키기 위해서는 '빨리 소화되는 탄수화물'을 멀리하고 '천천히 소화되는 탄수화물'을 섭취하는 것이 중요하다. 탄수화물은 식물 에너지가 변한 것으로서 오랫동안 인류의 열량 공급원이자 장내 환경을 좋게 만드는 식이섬유의 공급처로 자리매김해 왔다.

흰 밀가루 빵, 국수, 캐러멜 마키야토 같은 정제 탄수화물은 가급적 지양해야 하며 콩, 통밀, 현미, 귀리 등의 자연식품을 먹는 것이 중요하다. 덧붙여 강조하고 싶은 것은 탄수화물의 질과 양도 중요하지만 어떻게 먹느냐 하는 문제도 매우 중요하다는 것이다. 실제 임상에서 밥(곡류)을 다른 탄수화물(밀가루 음식, 감자, 고구마, 옥수수, 과일 등)과 섞어 먹은 환자의 경우에는 위에서 이상 발효가 일어나 독소로 작용하는 것을 확인하였다. 이렇게 생긴 독소는 간 세포를 망가뜨리는 주범이 될 수 있다. 술을 전혀 입에 대지 않는 여성 환자 가운데 간에 이상이 온 경우의 대부분이 이런 경우이다. 조금 더 검증이 필요하기는 하지만 식습관과 간 건강 사이에 밀접한 관련이 있는 것은 부정할 수 없는 사실이다.

탄수화물을 섭취하면 최종적으로 '당'의 형태로서 인체의 주 에너지원으로 사용된다. 최적의 탄수화물은 자연스러운 상태에서 건강하게 생육된 생과일, 채소, 통곡물 등이다. 그리고 그중에서도 인체가 가장 저항 없이 흡수할 수 있는 탄수화물은 과육이다. 인류 역사가 말해 주듯 우리는 수백만 년 동안 과일이나 채소에서 당을 섭취하여 에너지원으로 사용했다. 곡류에서 탄수화물이라는 에너지를 주식으로 삼은 것은 불과 1만 년 전의 일이다. 불을 사용하기 전까지 인류는 과일에서 탄수화물을 섭취하였던 것이다. 농경의 역사보다 긴 것이 탄수화물 섭취의 역사이다.

아침 식사만이라도 곡물 식사 대신 과일 주스와 생과일로 바꿔 보면 어떨까. 이렇게 20일 동안만 해보면 세포가 내지르는 건강의 함성을 듣게 될 것이다.

# 8

# 암 치료를 향한 현대 의학의 노력

1970년대 미국의 닉슨 대통령이 암과의 전쟁을 선포한 이래 암 백신 등 다양한 연구가 진행되었으나 별다른 결실을 맺지 못하였다. 2000년대에 접어들면서 암 치료는 새로운 전기를 맞이하였으니 암세포를 직접적으로 공격하기보다 생리기능을 정상화시키는 통합의학이 대두된 것이다.

## 세포만 들여다보면 세포조차 안 보인다

전통적인 3대 암 치료(수술, 방사선, 항암)는 암세포를 죽이는 동시에 건강한 세포 또한 무차별적으로 파괴시키는 치료법이다. 효과 면에서도 비효율적일 뿐만 아니라 환자의 삶의 질도 떨어뜨린다. 더욱이 암이 재발하거나 전이가 일어난 환자에 대해서는 속수무책으로 손을 놓을 수밖에 없는 것이 전통적인 암 치료법이다.

서양의학도 이러한 부작용에 대처하기 위해 다양한 방법들을 연구 개발 중에 있다. 세포 면역 요법은 근래 들어 가장 선호되는 요법이다. 면역 세포를 이용하여 인체 스스로 면역력을 향상시켜 암을 극복하도록 하는 것이다.

그러나 이때 단순히 면역 세포만 증식시켜 준다고 해서 모든 문제가 해결되지는 않는다. 세포 내에서 병의 원인을 찾거나 세포를 치료하는 방법으로는 한계가 있다. 진짜 중요한 것은 외부에 있다. 즉 잘못된 생활환경이 세포에 어떤 영향을 미쳤는지 살펴야 한다. 급한 치료는 세포 내에서 해야 하겠지만 근본적으로 다섯 가지 생활환경을 정상으로 되돌리는 일을 우선으로 해야 한다.

세포만 들여다봐서는 세포조차 볼 수 없게 된다는 사실을 꼭 명심해야 한다.

## 암은 왜 걸리는 것일까

어떤 병이든 원인을 알면 치료의 길이 있다. 암은 일종의 물질대사 질환으로 몸 상태가 반(反)건강 상태로 돌아섰을 때 나타난다. 물질대사란 인체 내의 생화학적 반응을 말하는데 생성, 전환, 제거의 절차를 거친다. 암이란, 물질을 소화, 흡수, 이용, 배설하는 대사 과정에서 비정상적으로 만들어지는 2차 생성물 즉 독성물질이 제때 배출되지 않아 비정상적인 세포가 만들어진 것을 의미한다.

세포의 물질대사에 있어 가장 중요한 것은 효소, 비타민, 미네랄, 식이 섬유와 같은 미량 영양소이다. 미량 영양소의 공급이 부족하면 대사 기능이 떨어질 수밖에 없는데, 독성물질의 배설이 원활하지 않아 몸 안에 독소를 쌓아 두게 된다. 이 과정에서 염증 촉진 호르몬의 분비가 활발해지며 이로 인해 인체는 염증성 체질로 바뀐다. 보통 암이 발견되기 전에 다양한 염증 반응이 나타나는 것은 이 때문이다.

'유럽암학회(EORTC)'의 보고에 따르면 암 진단을 받은 사람 중 75퍼센트가 극심한 영양결핍 상태에 있다고 한다. 영양물질은 물론이고 칼로리마저 현저하게 부족하여 체중이 적게 나가거나 빈혈 증상을 보이는 경우가 많았다. 또한 스트레스 요인도 적지 않다.

인간의 몸에는 하루에도 수천 개의 암세포가 생겨나는데 대부분 '암억제 유전자'와 '세포자살 유전자'가 처리하여 인체를 정상으로 유지시킨다. 미량 영양소가 부족할 경우 인체의 면역 감지 능력이 떨어져 조직이 손상되고 유전자가 변형되어 암이라는 증상으로 나타나는 것이다.

암 치료가 어려운 것은, 검사에서 암이 발견되었다면 그 외에 보이지 않는 수많은 암세포가 이미 존재한다는 사실 때문이다. 보통 진단이 가능한 암의 크기는 1센티미터로, 그 안에는 1억 개 이상의 암세포가 들어 있다. 1센티미터까지 자라려면 평균 서른 번의 세포분열이 일어나야 한다. 세포가 한 번 분열하는 데에 약 1백 일이 소요되므로 10년이 걸려야 암이 나타난다는 이야기이다. 그러나 정상적인 세포주기로 볼 때 암세포의 개수를 정확히 측정하기란 불가능하다. 언제 어떻게 변할지 알 수가 없기 때문이다.

암이 그 정도 크기가 될 정도면 이미 몸 전체가 황무지처럼 되어 있어 수술, 항암, 방사선 치료만으로는 완치가 불가능한 것이 보통이다. 암을 예방하기 위한 유일한 길은 1센티미터까지 자라기 전에 면역계를 살리는 것이다. 즉 영양물질을 충분히 공급하여 내 몸 스스로 암을 이겨 내도록 도와주는 것이다.

암세포는 인체가 각종 오염물질로 세포가 도저히 살 수 없는 조건이 됐을 때 정상세포가 그 조건 속에서 살기 위한 몸부림으로 변화한 아픈 세포일 뿐이다.

내 몸속의 일부인 수많은 세포 중에서 사랑하는 자식과 같은 일부 아픈 세포라는 것이다. 자식 세포가 아픈데 모두 죽여 없앨 치료만 하고 있으니 문제다.

내 몸속에 독소가 없는 좋은 환경을 만들어 주면 암세포는 다시 건강한 세포로 돌아온다는 것을 명심해야 한다.

## 암 사망 환자의 90퍼센트 이상이 재발과 전이로 사망한다

암이 1센티미터가 되었다는 것은 굉장히 중요한 의미를 가지고 있다. 일반적인 질환의 경우에는 몇 십 년 정도는 충분히 생존할 수 있지만 암은 다르다. 암이 1센티미터가 된 순간 인간은 생사의 갈림길에 들어서게 된다. 빠른 시일 내에 세상을 뜨느냐, 백 세까지 장수하느냐 둘 중의 하나가 되는 것이다. 즉 잘못 관리하면 최악의 상황에 빠지지만 암 진단을 계기로 몸을 잘 돌보면 오히려 평생을 무병장수할 수 있는 계기가 되기도 한다.

암이 무서운 것은 재발과 전이라는 복병 때문이다. 암 사망 환자의 90 퍼센트 이상이 재발과 전이로 사망한다. 암이 1센티미터가 되었다는 것은 이미 몸 상태가 황무지처럼 되었다는 뜻이므로 이런 땅을 옥토로 바꾸기란 쉬운 일이 아니다.

전통 서양의학에서는 암이 5년 내에 재발하지 않으면 완치된 것으로 판단한다. 그러나 6년 후에 다시 걸리는 사람도 있고 10년 후에 재발하는 사람도 있다. 5년이라는 숫자가 결코 재발과 전이를 막아 주는 것은 아니다.

강조했듯이 암은 생활환경 질환이고 물질대사 질환이고 염증성 질환이며 면역질환이다. 암이 위장에 나타났다고 해서 단순히 위만 튼튼하게 해주는 것으로는 부족하다. 암이 전이될 때는 혈액과 림프액을 타고 퍼지는데 그 경로를 차단하려면 독소가 가득한 인체 내 환경을 건강한 환경으로 바꿔주어야 한다.

| | |
|---|---|
| 유 방 암 | 폐, 간, 뼈로 전이 |
| 위 암 | 췌장, 간, 대장으로 전이 |
| 난 소 암 | 대장, 복강 내 혈액을 따라 전이 |
| 대 장 암 | 간으로 전이 |
| 폐 암 | 뇌로 전이 |

암의 1차 치료는 수술, 방사선 치료, 항암을 거치는 것이 일반적이다. 하지만 이러한 치료는 그러잖아도 상태가 안 좋은 몸을 극도의 염증성 체질로 만들어 버린다. 이런 환경에서는 건강한 세포들이 살기가 힘들어진다. 반면 암세포는 주변 조직을 용해시켜 영양물질을 약탈함으로써 살기 위해 몸부림친다. 1차 치료는 암성을 극렬하게 키우기 때문에

매우 신중해야 하며, 일단 치료하기로 결정한 뒤에는 재발과 전이에 대비하여 만반의 준비태세를 갖추어야 한다.

미세한 암세포까지 건강한 세포로 바꾸기 위해서는 다양한 방법이 강구되어야 한다. 독일의 통합의학 시스템은 3대 암 치료와 병행하여 85퍼센트의 환자에게 재발을 막기 위한 다양한 표준 프로그램을 적용하고 있다. 1차 치료 후, 몸속에 쌓인 독소를 배출시켜 주는 생약제를 사용하며, 천연약제의 약학 성분을 농축하여 음용하는 피톤테라피, 내추럴디톡스 등을 실시한다. 그밖에 인삼, 영지 등 면역력 강화에 효과가 있는 내추럴비타민과 미네랄제제를 통해 몸속 환경을 변화시키는 노력을 한다.

## 왜 서양의학과 동양의학이 만나야 하는가

암의 재발과 전이를 막기 위해서는 전통 서양의학만으로는 부족하다. 몸의 환경을 변화 시키지 않은 상태에서 암세포만 제거하면 다른 부위에 암세포가 자라나도 재발을 막을 수 없기 때문이다.

현대의 통합의학은 암을 부분이 아닌 전체의 관점에서 바라보기 때문에 암세포를 죽이기보다 건강한 세포의 수를 늘리는 것에 초점을 맞추고 있다. 암세포를 건강세포로 유도하는 것이다.

그동안 환자는 수동적으로 치료를 받는 입장이었다. 그러나 통합의학은 치료 행위에서 소외되어 온 환자를 치료에 적극 참여시켜 스스로 암을 극복하도록 돕고 있다.

전통적인 암 치료법은 치료 시기가 늦어지면 치료 및 예후가 불투명해지지만 통합의학은 삶의 질을 보장해 준다. 또한 수술 후 항암제나 방사선 치료로 인한 부작용을 최소화하는 데 큰 효과가 있다.

통합의학은 단순하게 서양의학적인 방법과 동양의학적인 방법을 통합하여 진료하는 분야가 아니다. 통합의학의 진정한 의미는 인체 세포를 건강하게 만들어 주는 생활환경과 인체 면역 세포에 손상을 주지 않는 모든 방법을 이용하는 것이며 세포 하나하나가 좋아하는 방법을 통합적으로 사용하는 것이다. 즉 병에 걸리게 되는 근본 원인인 음식, 스트레스, 과로, 외부환경, 유전적 가족력을 살펴 인체 세포의 치료뿐만 아니라 생활환경을 개선하여 몸과 마음을 치유하여 주는 게 통합의학의 핵심이다.

통합의학적 치료는 환자의 협조 없이 이루어질 수 없기 때문에 치료의 필요성, 방법, 유효성, 안정성, 치료비용 면에서 환자에게 정확한 정보를 전달하게 된다. 이로 인해 의사와 환자 간에 상호 협력관계가 구축될 뿐만 아니라 가족 등 주변 사람들도 적극적으로 치료에 참여하는 과정을 통해서 암에 관한 지식을 습득하게 된다. 몸만 치료하는 것이 아니라 인간관계가 회복되는 만큼 통합의학 치료야말로 진정한 의미에서의 치료라고 할 수 있다.

# chapter 05

# 세포 치료를 위한 비움과 채움

## 그리고 나눔

# 1
# 비우고, 공급하자

병의 근본 원인을 알면 치료의 길이 열린다. 우리가 아픈 것은 다섯 가지 생활환경 독소로 인해 인체 세포가 지속적으로 자극을 받았기 때문이다. 자극이 계속되면 세포는 많은 양의 활성산소를 방출하는 동시에 영양 불균형 상태에 빠지게 되어 세포의 돌연변이로 이어진다.

이로 인해 인체조직은 저산소증과 저체온증을 겪게 되는데 그 결과 항상성이 교란되고 면역력이 떨어져 병에 걸리는 것이다. 항상성과 면역력은 우리 몸의 자연치유력으로, 인체가 건강을 유지하기 위해 없어서는 안 될 요소이다. 아무리 좋은 약도 항상성과 면역력이 회복되지 않으면 소용이 없다. 결론적으로 병을 치료하기 위해서는 항상성과 면역력을 정상으로 되돌려 주는 일이 필수이다.

## 차단하기와 비우기

우리 몸의 자연치유력을 살리기 위해서는 우선 몸으로 들어오는 독소를 차단해야 한다. 음식, 스트레스, 과로, 외부환경 독소, 유전적 가족력에서 오는 독소가 세포를 괴롭히지 못하도록 독을 멀리하는 생활을 해야 한다.

둘째로는 몸에 쌓인 생활환경 독소들을 깨끗이 배출해야 한다. 이러한 비우기를 '해독'이라 한다. 좋은 것만 먹는다고 해서 당장 몸이 좋아지지는 않는다. 구정물이 가득한 웅덩이에 깨끗한 물 한 컵을 붓는다고 해서 물이 깨끗해지지 않듯이 오염물질이 가득 쌓인 인체에 좋은 것을 넣어 준다고 해도 효과가 나타나기 힘들다. 채우기 전에 비우기가 필요하다.

그리고 셋째로는 다양한 식이 요법, 호흡 요법, 운동 요법, 온열 요법을 적용한다. 꾸준히 인체를 정화하면 인체 내 독소는 대변(지용성 독소 배출), 소변(수용성 독소 배출), 땀(수용성, 지용성 독소 배출), 호흡(기화성 독소 배출), 모발(중금속 독소 배출)을 통해 외부로 빠져 나가고 좋은 것들이 들어올 자리가 생긴다.

## 좋은 것으로 채우기

마지막으로는 세포에 영양물질을 충분히 공급하여 항상성과 면역력이 정상적으로 가동될 수 있도록 도와야 한다. 이때 주의해야 할 것은 각기 다른 독이라고 해도 서로 간에 영향을 미치며 복합적으로 작용하기 때문에 병의 근본 원인에 따라 다양한 해독 치료를 적용해야 한다는 것이다. 인체 세포 환경은 결코 한가지 방법으로 좋아질 수 없다. 내 경험상 아무리 탁월한 치료법이라고 해도 70퍼센트 이상의 치료율을 달성하기는 어려웠다. 이는 우리 인체 각 기관이 유기적으로 연결되어 있어 상호 간에 영향을 주고받기 때문이다. 다양한 방법으로 인체 환경을 해독해야만이 병을 완전히 극복할 수 있다는 사실을 명심하자.

## 20일간의 기적 보고서

지난 해(2015년, 5월) 리빙 TV의 '파워 특강 건강이 최고' 코너에 출연하여 '인체 정화 해독 프로젝트 20일의 기적'을 촬영하였다. 이 프로그램은 난치병, 만성질환, 대사 질환 등에 걸려 오랜 시간 고통받아 온 열한 명의 사람들을 대상으로 한 것이었다. 무릎 통증으로 일상생활이 불가능한 참가자, 루푸스로 고통받는 참가자, 전신경화증(레이노증후군 동반) 환자와 약을 먹지 않고는 생활이 불가능한 참가자, 파킨슨병으로 보조 보행기 없이는 걷기조차 불가능한 참가자 등 다양한 방법으로 치료를 받아 왔으나 별 효과를 보지 못한 사람이 대다수였다. 심지어 나을 희망마저 포기한 사람도 있었다.

그들에 대한 검사 결과 예상대로 대다수가 음식과 생활환경 독소가 문제였음이 밝혀졌다. 병의 근본 원인을 알면 치료는 어렵지 않다. 우리 병원의 지원팀은 그동안 그들이 먹어 온 당뇨약, 고혈압약, 호르몬제,

진통제 등의 약을 끊고 발효효소식을 실시하도록 하였다. 발효효소식이란 밥과 반찬을 발효시켜 독소를 제거하고 영양물질을 증진시킨 음식으로, 칼로리는 최대한 줄이고 부영양소는 최대한으로 늘려 단식의 단점을 보완한 식사이다. 또한 신체 기능을 회복시키기 위해 붕어운동법, 모관운동, 선우정골요법 등의 자연치유요법을 병행하였다.

시간이 지나면서 이들 몸속에 쌓인 독소가 줄어들고 영양물질이 채워져 갔다. 그 결과 열한 명 모두에게 차도가 생기기 시작했다. 프로젝트 10일이 지나자 루푸스 전신경화증 등의 질병으로 고통받던 고** 씨는 몸이 전보다 훨씬 부드러워졌고 통증 지수도 목 7.3에서 3.8로, 허리 4.8에서 2.7로 두 단계나 하락하였다. 또한 당뇨, 고혈압약을 복용하지 않았는데도 수치가 정상으로 돌아왔다.

섬유근육통을 호소하던 김** 씨의 경우에는 프로젝트 4일 차부터 극심한 통증을 호소하였다. 이는 해독치료 과정에서 흔하게 나타나는 '호전반응'이다. 호전반응이란 독소를 제거하는 과정에서 독소가 한꺼번에 많이 배출되는 시기가 있는데 간의 해독능력이 한계를 벗어나면서 인체 내부와 외부에 각종 증상이 나타나는 것을 말한다. 가장 흔한 것이 피부발진이고, 예전에 아팠던 부위가 다시 아파 오는 등의 증상도 나타난다. 호전반응은 인체 정화가 이루어지면 말끔하게 사라진다. 호전반응이 일어날 때는 커피 관장으로 장내 독소를 빼주면 빠르게 완화되는 효과가 있다.

참가자들은 20일 만에 일반 식사에 들어갔다. 이때도 몸에 좋은 것이라고 해서 아무것이나 먹기보다 개별적으로 체질 식이 요법을 시행하였다. 자기 체질에 맞는 음식을 먹으면 음식으로 쌓이는 독소를 예방할 수 있다. 참가자들이 퇴원할 때는 체질별 식단 상담을 한 후에 체질에 맞는 음식 처방전을 나누어 주었다.

프로젝트가 끝났을 때 참가자 전원은 체중 감소, 정상 혈압 회복, 정상 혈당 회복, 일상생활 회복, 통증 감소 등의 효과를 경험하였다. 특히 고** 씨는 "약을 안 먹고 죽을 각오를 하고 왔다"는 말처럼 루푸스 전신경화증, 레이노증후군으로 인해 큰 고통을 받고 있었다. 절실히 낫고자 하는 마음으로 성실히 치료에 임한 결과 고** 씨는 대부분의 괴로운 증상으로부터 해방되었고 주체할 수 없는 기쁨으로 감동의 눈물을 흘렸다.

───────────── 지식융합 ─────────────

### 해독의 첫 번째 비우기와 채우기

1. **비우기**-10일에서 20일 가량 해독 계획을 세운다. 단식은 독의 유입을 적극적으로 차단하는 동시에 독을 배출하는 방법으로, 소화기를 쉬게 함으로써 대사 효소의 활동을 극대화시키는 기능이 있다. 대사 효소는 몸의 망가진 부분을 수리하고 독을 배출시키는 역할을 한다. 단식을 한다고 해서 아무것도 먹지 않고 굶으면 신체에 이상이 오기 때문에 최소한의 영양공급을 실시해야 한다.
   이때 해독에 도움이 되는 식품을 완전 발효시켜 밥 대신 공급하면 소화효소를 거의 소모하지 않고 비우기와 채우기를 동시에 진행할 수 있다.

2. **공급하기**-20일 동안 집중적으로 해독을 한 후에는 동물성 단백

질과 지방을 제한하고 내 몸에 맞는 섭생 체질 식단을 먹는다. 즉 언제, 어떻게, 무엇을 먹을지 꾸준히 신경 써야 한다. 이것만 지킨다면 병든 세포를 건강한 세포로 바꾸는 일은 어렵지 않다.

# 2
# 음식, 언제 먹어야 하는가

음식 독소는 그 해악이 광범위하고 치명적인 만큼 이를 벗어나기 위한 방법도 다양하게 연구되어 왔다. 다행인 것은 음식 독을 없애는 것은 다른 독을 상대하는 것보다 훨씬 수월하다는 것이다. 소식을 하고, 음식을 꼭꼭 씹어 먹는 등의 상식적인 방법 외에 하루 스물네 시간, 건강한 세포를 위해 언제, 어떻게, 무엇을 먹는지가 중요하다.

## 생체리듬을 고려한 음식 섭취법

인간의 신체는 스물네 시간 생체리듬에 의해 효율적으로 운용되고 있다. 아무 때나 먹고, 아무 때나 배설하고, 아무 때나 잠든다면 흡수와 배설, 회복에 지장이 있게 된다. 대부분의 사람들은 음식의 종류를 선택하는 일에는 세심하게 신경을 쓰는 반면에 먹는 시간은 대수롭지 않게 여긴다. 무엇을 먹을지도 중요하지만 그에 못지않게 중요한 것이 언제 먹을지에 대한 문제이다.

아침 식사를 하는 게 좋은지 안 하는 게 좋은지에 대한 논란이 많지만 하루 스물네 시간을 삼등분하였을 때 식사에 적당한 시간은 정오(낮 열두 시)부터 저녁 여덟 시까지이다. 이때가 인체가 활발하게 활동하면서 영양물질을 흡수하는 시간이다. 신체리듬을 유지하기 위해서는 이 여덟 시간 안에 먹는 일을 모두 마쳐야 한다.

아침을 먹어야 두뇌가 잘 돌아가고 하루를 활기차게 열 수 있다는 생각은 단지 기분일 수 있다. 생체리듬상 새벽에서 아침까지는 인체가 정화되고 해독되는 배설의 시간이다. 이 시간에 식사를 하는 것은 몸에 득이 아니라 해가 된다. 어떤 면에서는 야식보다 더 나쁘다. 용변을 보아야 하는 시간에 고형의 음식을 먹게 되면 인체가 정화, 해독, 배설에 들이는 에너지를 소화, 흡수에 사용하게 되어 오히려 몸에 독소가 쌓인다. 좋은 것을 찾아 먹는데도 건강 상태에 문제가 있다면 먹는 시간이 잘못되지 않았는지 점검해야 한다.

## 배설 시간에는 음식을 섭취하지 않는다

앞에서도 말했듯이 새벽 네 시부터 정오까지는 배설 시간이다. 이 시간이 되면 인체는 몸에 쌓인 노폐물을 제거하는 등 스스로를 정화한다. 배설에 적합한 시간이니만큼 영양물질의 흡수가 원활하지 않을 수밖에 없다. 만약 낮 열두 시 이전에 무언가를 먹어야 한다면 과일을 착즙한 주스 혹은 생과일 정도만 먹는 것이 좋다. 과즙은 물이나 마찬가지이기 때문에 시간에 관계없이 흡수가 잘 되며 소화에 들어가는 에너지를 필요로 하지 않는다. 또한 과즙은 그 자체로 풍부한 영양소를 함유하고 있으므로 인체 세포를 해독, 정화하는 데 도움을 준다.

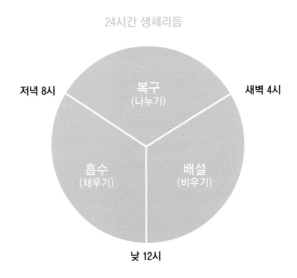

24시간 생체리듬

한편 저녁 여덟 시부터 새벽 네 시까지는 나눔과 복구에 적합한 시간이다. 인체는 이 시간에 복구호르몬(성장호르몬)을 분비하여 낮 동안 피로해진 신체를 치료하고, 다친 세포를 회복시키는 일을 한다. 이때 음식물을 섭취하거나 잠을 자지 않으면 세포는 다친 곳을 치료하지 못하게 된다. 그 결과 항상성과 면역력이 약해져 질병에 노출되는 것이다.

# 3

# 음식, 무엇을 먹어야 하는가

무엇을 먹어야 하는지에 대해서는 따로 강조하지 않아도 될 만큼 상식화되어 있다. 각종 매체에서 쏟아져 나오는 정보들이 막대하기 때문이다. 하지만 문제는 무엇을 먹어야 하는가에 대한 상식이 지나치게 단편적이라는 것이다. 양파가 어디에 좋고, 파프리카가 어디에 좋고, 우엉이 어디에 좋고 하는 식의 강조는 식품에 대한 오해를 불러일으킬 수 있다.

이 세상에 그 자체로 좋고, 그 자체로 나쁜 식품은 없다. 세포가 좋아하는 식품이 있고 그렇지 않은 식품이 있을 뿐이다. 또한 자기 체질에 맞는 식품이 있고 그렇지 않은 식품이 있을 뿐이다.

## 서양의 거슨식 푸드테라피

이 책에서 자주 언급했던 의사 막스 거슨은 질병의 원인을 단순히 세균의 침입이 아닌 음식으로 인한 영양의 불균형으로 보았다. 음식으로 영양을 보충하여 장부에 쌓인 독을 해소하면 신진대사의 흐름이 잡혀 세균에 대처할 수 있는 것은 물론이고 대부분의 질병은 나을 수 있다고 생각한 것이다.

'거슨 요법'은 병의 근본 원인을 찾아 인체의 질서를 찾아 주는 동양의학과 정확히 일치하는 개념이다. 동양의학에서 장은 인체의 뿌리로서, 해독의 첫 번째 관문이다. 암 환자는 식사를 해도 영양물질을 제대로 흡수할 수 없기 때문에 장내 독소를 제거하여 신체 기능을 찾아주는 일이 우선이다. 허준의 환생이 아닐까 생각될 정도로 거슨 요법은 동양의학과 상통하는 부분이 많다.

보통 거슨 요법이라고 하면 커피 관장을 떠올리기 쉽다. 커피 관장도 거슨 요법의 하나이기는 하지만 거슨 요법의 진정한 핵심은 인체에 적절한 영양을 공급해 줌으로써 항상성과 면역력을 증강시키는 데 있다. 인체가 병들면 다량의 영양 공급이 필요한데, 그는 두 시간에 한 잔씩 과일 주스와 생채소 주스를 마시도록 했다. 이렇게 되면 하루 열세 잔의 과즙을 먹게 된다. 이때 모든 재료는 신선해야 하며, 유기농 재배 농산물이어야 한다는 단서가 붙는다. 과일과 생채소는 음식 효소가 다량으로 포함된 식품으로 많이 먹어도 지방으로 쌓이지 않으며 그 외 피토케미컬, 섬유소, 비타민, 미네랄, 수분, 탄수화물이 최적의 상태로 인체 세포에 흡수된다.

강조하지만 과일과 생채소는 통째로 씹어 먹기보다 착즙기를 통해 즙을 내서 먹는 것이 더 많은 영양물질을 흡수하는 데 용이하다. 과일을 치아로 씹어 먹을 경우 유효 성분의 30퍼센트밖에 섭취할 수 없지만 즙으로 짜서 먹을 경우에는 과일과 채소의 세포벽이 파괴되어 90퍼센트 이상 흡수율이 올라간다. 특히 과일에 든 수분은 인체의 체성분과 유사하여 부작용 없이 인체에 동화된다는 장점이 있다.

거슨 요법으로 암을 고친 환자의 수가 증가하면서 거슨은 현대 의학에서 빼놓을 수 없는 위치를 차지하게 되었다. 노벨평화상 수상자인 슈바이처 박사와 그의 부인 역시 거슨의 음식 치료를 통해 중병에서 벗어난 후 그를 천재라고 칭송했다. '음식 치료의 아버지' 거슨 외에 '의사들의 의사'인 조엘 펄먼, 대장내시경을 발명한 신야 히로미 박사 등이 푸드테라피 선구자로 손꼽히고 있다. 이들은 공통적으로 과일과 채소를 가까이하고 육류 단백질을 멀리할 것을 권하고 있다.

**거슨 요법**

1. 과일즙, 채소즙을 하루 열세 잔 마신다.
2. 무염 유기농 식단, 동물성 단백질 지방 제한식.
3. 해독 수프(히포크라테스 수프), 커피 관장을 통한 독소 배출.
4. 인체 환경 변화로 인한 영양소 부족을 보완하기 위해 보충제 섭취.

## 내 몸에 맞춰 식품을 선택하는 체질영양학

외부의 동일한 자극에 대하여 사람마다 반응이 제각각이다. 어떤 사람은 타인의 비난에 불같이 화를 내는가 하면, 또 어떤 사람은 잔소리 한마디만으로도 위축되어 바짝 쪼그라든다. 어떤 사람은 매운 음식을 좋아하여 일부러 찾아다니며 즐기지만, 어떤 사람은 조금만 매워도 입에 대지 않는다. 어떤 사람은 차가운 음식을 좋아하고, 어떤 사람은 따뜻한 음식을 좋아하며, 어떤 사람은 육류를 좋아하고, 어떤 사람은 과일을 좋아한다.

동일한 자극에 대해 사람마다 서로 반응이 다른 것은 개개인이 살아온 환경이 다르고, 타고난 바탕이 다르기 때문이다. 후천적 요인인 환경의 경우 스스로 개선시키며 살 여지가 있지만, 선천적인 바탕은 인간이 날 때부터 가지고 태어나는 것이기 때문에 좀처럼 바뀌지 않는다. 이러한 선천적인 성질을 체질이라 한다. 체질은 노력한다고 해서 쉽게 바뀔 수 있는 것이 아니기 때문에 결국 자기 체질에 나쁜 것은 피하고 좋은 것은 적극적으로 취하며 살아야 한다.

우리 조상은 봄, 여름, 가을, 겨울이라는 계절의 순환에 따라 인체를 음체질, 양체질로 구분해 왔다. 차가운 체질은 음으로 따뜻한 체질은 양으로 구분할 수 있는데 더욱 세분하여 약양인(따뜻한 체질), 강약인(뜨거운 체질), 약음인(서늘한 체질), 강음인(차가운 체질)로 나눌 수 있다.

자신의 체질을 쉽게 판별하려면 다음 네 가지 요소를 확인하면 된다. 첫째, 맥주를 먹으면 설사를 하는 등 배변에 이상이 생기는가? 이런 사람은 음체질이다. 둘째, 감기에 걸리면 밥맛이 없고 소화기능에 이상이 생기는가? 이런 경우도 음체질이다. 셋째, 땀을 흘리면 몸이 피로해지는가? 가벼워지는가? 피로를 쉽게 느끼는 사람은 음체질, 몸이 가벼워지는 사람은 양체질이다. 넷째, 잠을 잘 때 배에 이불을 덮고 자는가? 이불을 덮고 잔다면 음체질이고 걷어차 버린다면 양체질이다.

봄의 따뜻함을 지닌 체질(약양인)이라면 약한 음성(약음체)을 띤 식품을 먹으면 된다. 여름의 성질을 지닌 체질(강양인)이라면 강한 음성(강음체) 식품을 섭취하여 뜨거움을 상쇄시켜 주어야 하며, 가을의 서늘함을 지닌 체질(약음인)이라면 약한 양성(약양체) 식품을 골라야 할 것이다. 한편 겨울의 차가움을 지닌 체질(강음인)이라면 강한 양성(강양체) 식품을 섭취하여야 한다.

### 체질에 따른 음식 테라피

| | 음인에게 약이 되는 뜨거운 음식 | 양인에게 약이 되는 차가운 음식 |
|---|---|---|
| 곡류 | 흑미, 현미, 퀴노아 등 | 콩, 보리, 밀가루, 메밀 등 |
| 채소류 | 무, 양파, 마늘, 파, 고추 등 | 배추, 양상추, 시금치, 오이 등 |
| 어육류 | 닭, 꿩, 소고기, 연어 등 | 돼지고기, 조개류, 광어 등 |
| 과일류 | 토마토, 복숭아, 수박 등 | 배, 딸기, 감 등 |
| 차류 | 홍삼, 유자차, 생강차, 인삼 등 | 커피, 홍차, 녹차 등 |

# 4
# 음식, 어떻게 먹어야 하는가

살다 보면 유난히 손발이 잘 맞는 사람이 있다. 이러한 사람과 어울려 일을 하면 힘이 덜 들고 매사에 즐거우며 일도 효율적으로 진행된다. 한편 성격이 잘 맞지 않는 사람끼리 일을 하면 다툼이 잦고 일도 재미가 없다. 어긋남이 심할 경우 조직에 위해를 끼치기도 한다.

음식에도 잘 어우러지는 것이 있어 잘 맞는 것끼리 먹으면 소화 흡수가 잘되고 음식 맛도 좋아진다. 반면 함께 먹으면 소화 흡수에 방해가 되고 지방으로 쌓이거나 독을 발생시키는 식품이 있다. 그동안 우리는 단순히 "감과 게는 함께 먹으면 안 좋으니 따로 먹어라"는 식의 단편적인 교육을 받아 왔다. 이제는 이런 단적인 금지에서 한발 더 나아가, 잘못 섞어 먹었을 때 어떻게 인체에 해가 되는지 그 원리를 알아보자.

## 궁합이 맞는 식품끼리 먹어라

첫째, 단백질 식품인 육류와 탄수화물 식품인 밥, 국수, 냉면, 과일은 함께 먹지 말아야 한다. 어육류가 위에서 소화되기까지는 약 네 시간이 걸린다. 반면 곡류는 세 시간, 채소류는 두 시간이 소요된다. 그러나 이 모든 것을 한꺼번에 섞어 먹으면 음식물이 위에 머무는 시간이 몇 배나 길어지는데 적게는 여섯 시간에서 길게는 72시간까지 정체되는 현상이 벌어진다. 바로 위와 장에서 음식물이 부패하는 것이다. 위에서의 이상 발효와 부패는 입 냄새의 원인이며 역류성 식도염, 위염과 같은 각종 질병을 유발한다. 한편 장내 부패는 몸을 차갑게 만들어 인체 면역 체계를 교란시키는 원인이 된다.

둘째, 같은 맥락에서 동일한 탄수화물 식품이더라도 같은 곡류(밥, 빵, 면, 국수, 감자, 고구마, 옥수수 등)끼리 섞어 먹지 말아야 한다. 곡류와 과일을 함께 먹는 것 역시 금물이다.

셋째, 동물성 단백질인 생선과 육류를 두 종류 이상 섞어 먹지 말아야 한다. 서로 다른 단백질이 만나면 소화 장애가 일어나 위장에서 고기가 부패해 버린다.

넷째, 고기를 먹은 후에는 밥이나 면, 과일을 먹지 않도록 한다. 디저트로 단 음식을 먹는 것도 좋지 않다.

다섯째, 과일을 먹을 때는 식사 전에 먹어야 한다. 절대 과일을 식후 디저트로 먹어서는 안 된다. 적어도 식사 30분 전이나 공복에 먹어야 하며 밥 대신 먹어야 한다.

여섯째, 물이나 국물 음식은 식사 때 먹지 않는다. 물을 마실 때는 적어도 식사 30분 전이나 식사가 끝나고 두 시간 후에 먹는다. 또한 물은 기본적으로 차가운 성질이기 때문에 음인에게 다량의 물은 독이 될 수 있다. 인체에 가장 잘 맞는 물은 자기 체질에 맞는 과즙, 채소즙이다. 과일과 채소에 포함된 물은 식물의 세포가 한 번 소화시킨 것이기 때문에 조금 많이 먹는다고 해도 인체에 무리가 가지 않는다.

—————— 지식융합 ——————

## 음식 어떻게 먹어야 하는가

| 독소를 만드는 음식 섭취법 | | 세포에 좋은 음식 섭취법 | |
|---|---|---|---|
| 1. 섞어 먹으면 부패한다<br>2. 많이 먹으면 소화에 부담이 된다<br>3. 식사 후 과일 디저트는 살로 간다 | | 1. 한 번에 한 가지만 먹는다<br>2. 충분한 채소(샐러드)와 함께 먹는다<br>3. 식사 30분 전에 과일을 먹는다 | |
| 잘못된 방법 | 예시 | 좋은 방법 | 예시 |
| 탄수화물+단백질 | 밥(빵,면)+<br>고기(생선, 달걀) | 탄수화물+채소 | 밥(빵, 면)+채소 |
| 탄수화물+탄수화물 | 밥+빵(면), 감자, 고구마,<br>옥수수, 과일 | 단백질+채소 | 고기(생선, 달걀)<br>+채소 |
| 단백질+단백질 | 고기(생선,달걀)<br>+유제품 | 탄수화물+콩단백질 | 밥(빵,면)<br>+두부, 된장 |
| 식사 후 탄수화물 | 식사 후 빵,<br>과일, 단 음식 | 식사 30분 전에 과일 | 밥 대신 과일 |

# 5
# 스트레스 독,
# 숨만 잘 쉬어도 해결된다

스트레스를 받게 되면 불안해지고, 초조하고, 열이 나고, 소화가 안 되고, 어지럽고, 잠이 안 오는 등 정신과 신체가 교란 상태에 빠진다. 이는 스트레스로 인해 자율신경계가 교란되기 때문인데 그중 교감신경이 자극되어 나타나는 현상이다. 교감신경계는 외부의 위험에 대비하여 인체 스스로 신경을 통제하는 과정에서 활성화된다. 교감신경이 자극받으면 심장이 빠르게 뛰고, 혈관이 수축되며, 동공이 확대되고, 호흡이 빨라진다.

## 호흡, 제대로 하라

자율신경을 안정시키기 위해서는 호흡을 가다듬는 게 중요하다. 동양에서는 호흡을 하늘의 기운을 몸 안으로 받아들이는 행위로 인식한다.

땅에서 받은 스트레스를 하늘의 기운을 통해 조화시키는 행위가 호흡이다.

호흡(呼吸)이라는 글자를 보면 '뱉어 낼 호(呼)' 자와 '들이쉴 흡(吸)' 자로 이루어져 있다. 들이쉰 후에 뱉어 내는 것이 아니라 먼저 뱉어낸 후에 들이쉬는 것이 순서다. 호흡의 개념은 해독의 기본 원리와 정확히 상응한다. 체내에 쌓인 나쁜 독을 내보낸 후 몸이 완전히 비워진 상태에서 좋은 영양물질을 받아들이는 일이 해독인 것이다.

우리는 호흡을 통해 나쁜 기운을 내보낸 후 좋은 기운을 받아들여 건강을 유지하게 된다. 생명과학적으로는 이산화탄소를 내보내고 산소를 들이마시는 일이 호흡이다.

올바른 호흡법은 올바른 식사 못지않게 중요한데 어깨와 가슴을 움직이지 않는 상태에서 횡격막을 이용하는 호흡이 가장 이상적인 호흡이다. 복식호흡이 이에 해당된다.

반면 나쁜 호흡은 늑간 사이에 있는 작은 근육을 이용하는 얕은 호흡을 말한다. 얕은 호흡으로는 산소와 이산화탄소의 교환이 불충분하기 때문에 피로와 불안이 야기된다. 또한 기화성독소를 원활하게 배출할 수가 없어 스트레스 반응을 일으키는 교감신경계가 자극된다. 교감신경이 자극되면 호흡이 빨라지고 얕아지는 악순환이 반복된다.

평소에는 얕은 호흡을 하는 사람이더라도 운동을 하면 저절로 복식호흡이 이루어진다. 그러나 규칙적인 운동을 실천하지 못할 정도로 체력이 약하거나 운동할 시간이 없는 사람이라면 평상시 복식호흡을 통해 기화성 독소를 날려 주어야 한다. 노래와 웃음 치료도 같은 원리에 의한 효과가 있다.

# 복식호흡은 이산화탄소 배출을 극대화시킨다

복식호흡은 일반적인 호흡인 흉식호흡에 비해 칼로리 소비량이 두 배나 높다. 복식호흡을 한 시간 동안 한다면 산책을 20분 동안 한 것과 같고, 자전거를 30분 동안 탄 것과 같다. 또한 복식호흡은 폐에 유입되는 산소의 양을 늘려 세포 내 에너지 대사가 활발해지도록 돕는다. 이 과정에서 체지방이 연소되는 효과가 있다. 폐활량이 커지고, 심폐 기능이 향상되는 것은 보너스이다.

복식호흡을 하면 무엇보다 배의 근육이 단련되어 복압(腹壓)이 커지게 된다. 복압이 커지면 대장이 자극되어 소화, 흡수, 배설이 용이해진다. 소화효소는 물론 장 내에서 분비되는 행복 호르몬인 세로토닌도 순조롭게 분비된다. 세로토닌의 분비가 활발해지면 부교감신경이 우위에 놓이면서 불안했던 마음이 가라앉게 된다. 근육이 이완되며 두통, 불면, 불안증이 해소된다.

복식호흡을 하면 이산화탄소 배출이 효과적으로 이루어지고 산소의 유입이 늘어나 스트레스 독이 쉽게 배출된다. 반면 흥분하거나 화가 나면 신체가 흉식호흡 모드로 바뀌어 호흡이 거칠어지고 빨라진다. 즉 교감신경이 비정상적으로 활성화되는 것이다. 교감신경이 우위에 놓인다고 반드시 나쁜 것만은 아니다. 삶에 있어 어느 정도의 긴장도 필요하다. 그러나 과도한 흥분과 불안은 감정을 교란시켜 스트레스 독을 양산한다. 가장 좋은 것은 교감신경과 부교감신경이 균형을 맞추는 것이다.

## 단전호흡은 주의가 필요하다

보통 복식호흡이라고 하면 단전호흡을 떠올리게 된다. 단전호흡이란 배꼽 아래에 있는 단전으로부터 호흡을 깊게 끌어올려 독소를 내버리는 호흡을 말한다. 단전호흡을 제대로 하면 외부의 자극에 휘둘리지 않고 마음이 스스로 평안한 상태에 이르게 되므로 스트레스 제거에 효과적이다.

그러나 단전호흡을 잘못할 경우에는 부작용도 만만치 않다. 단전병이 대표적인 예로, 잘못된 호흡으로 인해 기가 너무 많이 빠져나간 상태를 말한다. 보통 주화입마(走火入魔)에 이르렀다고 하는데 말 그대로 불이 달리고 마가 들어온 것으로 동양의학에서는 강력한 에너지가 위로 올라가면서 신경의 흐름이 막힌 것으로 본다. 구체적으로 망상증, 공황장애, 우울증, 조울증, 자연신경계 실조증 등의 증상이 나타나며 서양의학에서는 약물을 통해 치료하고 있다.


## 일상에서 호흡으로 스트레스 치유하기

'생활참선 호흡'은 단전으로 호흡하되 생활 속에서 무리 없이 실천할 수 있다는 장점이 있다. 생활 속에서 실천한다는 것은 넘침이 없음을 뜻하므로 자연히 부작용도 극소화된다.

먼저 아침에 일어나면 반듯하게 정좌하고 앉아 복식호흡을 시작한다. 이렇게 5분간 한 뒤에 저녁에도 자기 전에 다시 5분간 하면 된다. 스트레스를 받았다면 그대로 의자에 앉은 자세에서 5분간 호흡한다.

원래 참선이란 선불교 승려들이 행하는 수행법이다. 불경이 아닌 참선을 통하여 심신을 닦는 것으로, 최종적으로 우주와의 일체감을 이루어 부처가 되는 것이 목적이다. 생활참선의 경우 종교적인 의도는 일체 배제되는데, 평범한 삶 속에서 얻어지는 실제적 효과들에 초점이 맞추어져 있다. 생활참선의 원리는 단전을 통한 깊은 출장식 심호흡에 있다. 출장식 호흡이란 호흡을 길고 조용하게 가져가는 것이다. 신체적으로 뇌에서 저주파인 알파파가 발생되고 행복 호르몬인 엔도르핀이 활성화되는데 자연히 면역력이 높아지면서 신체 질환도 치유된다.

생활참선의 좋은 점은 언제 어디서나 할 수 있다는 것이다. 버스를 타고 가다가도 자세를 반듯하게 하고 무릎과 엉치, 내 몸을 피라미드처럼 삼각뿔 형태로 만든 뒤 천천히 호흡하면 된다. 생활참선이 인도의 전통적인 호흡법이나 단전호흡과 다른 것은 휴지기가 없다는 것이다. 휴지기는 단순한 쉼표가 아니다. 간격을 두어 인체에 긴장을 유도하는 일이기 때문이다.

생활참선은 어떤 긴장도 요구하지 않는다. 아무런 자극 없이 편하게 내쉬고 들이마시는 일을 통해 인체에 공급되는 산소의 양을 늘려 손상된 세포를 치료하는 것이다.

# 6
# 스트레스독,
# 마음의 상처를 어루만져라

인간을 비롯하여 모든 생명체는 삶 속에서 완급을 조절하게 되어 있다. 인간의 경우 생존은 물론 성취에 필연적으로 동반되는 것이 스트레스기와 이완기이다. 이 두 가지의 순환이 원활해야 건강한 삶을 영위하게 된다.

인체 신경계는 몇 백만 년에 걸쳐서 진화를 거듭하면서 환경에 적응해 왔다.

최초의 인간은 동물과 다를 바가 없어 천적의 공격으로부터 살아남는 것이 가장 중요한 숙제였다.

낯선 상대와 맞닥뜨릴 경우, 자신에게 위험을 끼치는 대상인지 아닌지 신속하게 판단해야 했는데 이에 맞춰 인체의 호르몬 분비 체계와 신경 체계도 조직화되었다.

"싸울 것인가 아니면 도망갈 것인가"

인간은 오랫동안 이런 원초적인 스트레스에 대처하면서 진화를 거듭해왔다. 그러다가 현대 사회에 접어들면서 스트레스의 유형이 달라지게 되었다.

단순하게 "싸울 것인가, 아니면 도망갈 것인가"에서 한 발 더 나아가 그 뒤의 일을 대비하게 된 것이다.

교통신호를 위반해서 딱지를 떼인다든지, 다른 차가 갑자기 끼어든다든지, 직장상사나 동료 사이에 문제가 생긴 경우, 인체는 스트레스 반응에 직면하여 헤쳐 나갈 방법을 찾게 된다. 이때 본능에 새겨진 "싸울 것인가 아니면 도망갈 것인가"는 별 위력을 발휘하지 못한다. 오히려 원초적으로 대응하다가는 더 큰 화를 불러들일 수 있다. 어쩔 수 없이 인간은 본능을 억제하게 되는데 이 지점에서 새로운 스트레스가 발생한다. 그리고 방출되지 못한 스트레스는 생체세포에 축적되어 질병의 원인이 된다.

생명유지의 근간이라 할 수 있는 스트레스와 이완의 순환 속에서 인간만이 점점 이완의 능력을 상실해 가고 있다. 복잡한 사회를 살아가야 하는 만큼 인간은 자기만의 스트레스 해소법을 찾아야 한다.


## 잠재의식에 맡겨라, 이완요법

독일의 요한네스 슐츠 박사(Dr. Johannes Schultz, 1884~1970)가 개발한 아우토겐 트레이닝 (Autogenes training: 자율훈련법)은 급작스럽게 진전되어 온 산업화 과정에서 인간이 상실한 이완의 능력을 회복하는 데 탁월한 효과가 있다.

아우토겐은 만성화 되어 가는 스트레스의 굴레에서 벗어나 깊은 회복과 치유를 체험하고, 진정한 성장의 원동력을 얻을 수 있는 요법이다.

신체적 이완 상태에서 마음속 언어를 통해서 마음을 조정하는 것으로 구체적인 내용은 다음과 같다.

1단계 : 오른팔이 아주 무겁다.

2단계 : 오른팔이 아주 따뜻하다.

3단계 : 호흡이 고르고 아주 편안하다.

4단계 : 태양신경총이 따뜻하다.

5단계 : 이마가 시원하다.

6단계 : 심장이 고요하고 힘차게 뛴다.

총 4분에서 6분 간 실시하며 하루 3회 시행한다.

스트레스는 연습과 훈련을 통해 해소할 수 있다. 아우토겐 요법을 실시하면 불면, 우울증, 불안장애, 집중력 장애뿐만 아니라, 암 및 만성질환의 치유에 많은 도움이 된다.

## 상처 난 마음의 치유 : 이미지 요법

마음을 치유하는 데 있어 명상, 점진적 이완법, 자율훈련법, 자기 최면법 등 다양한 긴장 · 이완 요법이 시행되어 왔다. 여기 또 하나 탁월한

심리 요법이 있어 소개하고자 한다.

방사선과, 정신과 의사인 싸이몬튼 부부는 '이미지 요법'을 통해 환자들의 상처 난 마음을 치유하고 있다. 신체를 충분히 이완 시킨 후에 적용해야 하므로 요한네스 슐츠 박사의 아우토겐 요법과 함께 시행하는 것이 좋다.

이미지 요법은 자기가 그렇게 되었으면 하고 기대하는 것을 마음속으로 그리는 방법으로 자신의 치유 행위를 통해 건강해진 세포들과 혈액이 몸 구석구석을 돌아다니며 아픈 세포들을 치료하는 모습을 상상하는 것이다.

스트레스로 인한 거의 모든 증상에 효과가 있으며 불안장애, 도박중독, 불면, 비만뿐만 아니라 만성질환, 암 치유에도 탁월한 치료 효과를 발휘한다.

하루 3회씩 10분에서 15분 정도를 시행하되 내 몸속에서 아픈 세포들을 치료하는 과정의 이미지를 그림으로 그린다. 건강상의 문제가 소멸될 때까지 이미지를 그리는 것이 중요하며 어디까지나 긍정적인 이미지여야 한다.

# 7

# 과로 독을 없애려면
# 척추와 장을 바로 세워라

생활 속에서 간과하기 쉬운 것이 척추 건강이다. 모든 과로는 척추를 상하게 하는데 인간은 직립보행을 한다는 사실만으로도 척추에 상당한 부담을 안고 살아간다. 인체는 과식을 하거나 세포가 좋아하지 않는 음식이 들어오면 바로 긴장 상태에 놓이게 되는데 저절로 척추가 굳어지는 현상이 나타난다. 척추가 굳었다는 것은 몸의 중심이 굳었다는 것을 의미하며 신경계, 호르몬계의 작동이 원활하지 못함을 뜻한다. 곧 기혈의 흐름이 정체되었으니 병이 올 수밖에 없다.

과로 독 해독의 기본은 잠을 잘 자는 것이다. 인체의 자연치유력은 낮동안 흐트러졌던 척추를 자는 동안에 복원시킨다.

# 척추가 곧아야 장기가 튼튼하다

척추라고 하면 허리뼈만 생각하기 쉽지만 목뼈와 등뼈, 엉치, 꼬리뼈까지 모두 척추에 포함된다. 척추와 척추 사이에는 추간판 혹은 디스크라 불리는 얇은 판이 있어 몸을 지탱하는 역할을 한다. 척추가 기울거나 어긋나면 이 추간판이 압박을 받게 되는데 이로 인해 통증이 발생한다.

요통은 세계 인구의 90퍼센트가 일생에 한 번쯤 경험한다고 한다. 그리고 10퍼센트는 만성적으로 허리가 아프다고 한다. 어느덧 '허리 디스크'는 기관의 명칭을 넘어 하나의 병명이 되었다. 디스크로 인한 통증은 일상생활에 불편을 가져오며 심할 경우 뇌와 장기에까지 문제를 일으킨다.

요통이 잘 낫지 않는 것은 통증의 원인이 불분명하기 때문이다. 병이란 근본을 잡아야 고칠 수 있다. 난다 긴다 하는 현대 의학이 요통의 원인을 잡아내지 못하는 것은 사람마다 원인이 제각각이기 때문이다. 사람에 따라 음식 독으로 인한 척추병이 있고, 스트레스 독으로 인한 척추질환이 있고, 잘못된 생활환경으로 척추가 아프기도 하며, 선천적으로 허리가 약한 사람도 있다.

이처럼 다양한 요인을 우리는 과로 독이라는 범주 안에 묶을 수 있는데 과식은 음식 독이기도 하지만, 과한 것이므로 과로 독으로 분류할 수 있다. 스트레스 독 역시 인체가 감당할 수 없을 정도로 신경을 썼다는 뜻이므로 과로 독이다. 선천적으로 허리가 약한 사람은 조금만 일을 해도 허리에 과부하가 걸린다. 결국 선천적인 약골도 과로 독으로 해석할 수 있다.

과로 독으로 인해 허리 주변의 근육이 쇠퇴하면 추간판이 빠져나오고 이것이 신경을 건드려 통증이 발생하게 된다. 과로 독은 부자연스러운 자세를 유발하여 척추를 뒤틀리게 만드는데 이로 인해 복강 내 장기의 위치가 엉망이 된다. 제자리를 벗어난 장기는 기혈의 순환을 흐트러뜨려 소화계 질환, 대사 질환을 유발하게 된다.

## 척추와 장을 바로 잡는 니시 운동법

일본의 니시 가츠조 박사는 어려서 병치레가 잦았고 의사마저 포기할 정도로 지병이 심각했다. 할 수 없이 본인 스스로 병을 고치기 위해 다양한 공부를 시작했는데 그가 주장한 자연치유법은 현대 자연치유의 교과서처럼 쓰이고 있다.

니시 요법의 핵심으로는 식이 요법, 풍욕, 냉온욕, 여섯 가지 운동 요법, 장 청소 등을 꼽을 수 있다. 상당 부분 거슨 요법과 상통하는데 식이 요법의 경우 아침 식사를 하지 않는 것이 기본이다. 아침 시간은 배설 시간이라는 것을 인식했던 것이다 .

풍욕의 목적은 피부를 통해 호흡을 유도하는 것이다. 발가벗은 상태에서 담요를 두르고 앉아 반복적으로 담요를 개폐하여 피부의 호흡과 해독을 유도한다. 냉온욕의 경우 냉탕과 온탕을 번갈아 드나들며 혈액 순환을 원활하게 하는 게 목적이다.

무엇보다 니시는 운동을 통해 척추를 바로 세울 것을 강조했는데 척추는 인체의 중심이자 신경계의 통로이기 때문이다. 그가 제안한 여섯 가지 운동법은 과로로 흐트러진 척추를 바로 세우고 혈액을 원활히 흐르게 만드는 데에 효과적이다.

### 여섯 가지 운동 요법

1. **평상**-딱딱한 평상에서 반듯하게 누워 자라. 흐트러진 척추가 교정된다.
2. **목침**-나무로 된 베개(경침)를 베고 자면 자는 동안 목뼈가 C 자로 교정된다.
3. **붕어운동**-붕어가 헤엄치듯이 누워서 허리를 흔들면 척추가 바로 펴진다.
4. **모관운동**-똑바로 누운 상태에서 손발을 하늘을 향해 들고 털면 혈액순환이 원활해진다.
5. **합장 합척운동**-두 손바닥과 두 발바닥을 합장한 상태로 뻗었다가 오므렸다가를 반복하면 척추가 곧아진다.
6. **배복운동**-고개를 젖히거나 돌리면서 복식호흡을 하면 장이 움직여 자율신경계가 안정된다.

———————— 지식융합 ————————

## 목침, 척추를 바로 펴는 쉽고 간단한 방법

생체리듬에 의하면 저녁 여덟 시부터 새벽 네 시까지는 복구의 시간이다. 이때 목침을 베고 딱딱한 평상에서 잠을 자면 중력에 의해 척추가 바로 서는 효과가 있다. 먼저 반듯하게 누운 상태에서 온몸의 힘을 빼고 천장을 바라본다. 이로써 몸이 이완되며 척추가 반듯하게 펴지게 된다. 앉아 있는 일이 쉬울 것 같지만 사실 서 있을 때보다 허리에 더 무리가 간다. 무게중심이 한 곳에 몰리기 때문인데 서 있을 때의 디스크 압력을 1백으로 잡는다면 앉아 있을 때는 120, 누웠을 때는 25 정도이다.

그 다음에 목침을 목에 대고 도리도리하듯 목을 좌우로 움직인다. 목 뒷부분인 경추에는 수많은 신경세포들이 분포되어 있어 간단한 동작만으로도 자극이 전달된다. 이로 인해 목, 머리, 안면, 등, 어깨, 팔, 손가락까지 이완되는 효과가 있다. 평소 손발 저림을 호소하는 환자의 경우를 보면 혈액순환 장애보다 경추 신경이 눌리면서 나타나는 증상이 더 많다.

이때 목침을 베고 잠자리에 들면 일자로 펴진 목뼈가 C 자 만곡으로 유도된다. 인체가 알아서 척추를 복구, 교정하는 효과가 있는 것이다. 조금 더 설명을 보태자면 척추를 이완시키는 간단한 운동 후에 잠자리에 들면 인체가 알아서 복구를 시작한다. 니시 박사가 강조했듯이 인체의 자기 복구력은 어떤 인위적인 치료보다도 자연적이며 지속적이고 안전하다.

---

# 8
# 외부환경 독소에서
# 벗어나려면 몸을 따뜻하게

현대인은 각종 미세먼지, 화학물질, 대기오염물질로 인해 고통받는다. 또한 극심한 일교차, 습하고 축축한 날씨 등으로 인해 질병을 앓게 된다. 보통 뜨거운 공기를 통해 일사병, 열사병, 풍토병 등이 발생하며 차가운 공기로 인해 감기, 축농증, 비염, 알레르기, 기관지염, 폐부종, 폐렴, 천식 등을 앓게 된다. 이러한 외부환경적인 요인은 몸을 따뜻하게 하면 어느 정도 완화될 수 있다.

## 지구온난화는 나쁘지만 인체온난화는 바람직하다

지구온난화 등으로 이상 기온이 발생하여 더워야 할 때 춥고 추워야 할 때 따뜻한 일이 벌어지고 있다. 예측할 수 없는 온도 변화는 인체를 생리적인 불안 상태에 빠뜨린다.

동양의학에서는 뇌졸중을 중풍(中風)이라 하여 '바람'을 맞았다고 생각했다. 즉 순환계 질환이 외부환경과 관련이 있다고 여긴 것이다. 겨울에 뇌졸중으로 쓰러지는 노인의 비율이 높은 것이 이를 증명해 준다.

이열치열이라 하여 우리 조상은 더울수록 따뜻한 음식을 먹었다. 추울 때도 따뜻한 음식을 먹음으로써 신체 온도를 유지할 것을 강조했다. 체온을 올리면 효소가 활성화되고 대사가 원활해져 순환계 질환 예방에 효과가 있다.

인간을 비롯하여 자연계에 존재하는 모든 생물은 각기 생명 유지에 적절한 온도가 있다. 인간의 체온은 36.5도이다. 이는 체온계로 인체의 표면을 측정했을 때의 온도이고 몸속의 온도는 사람마다 다르다. 몸속이 따뜻한 사람은 건강한 사람이다. 이런 사람은 머리가 차갑고 배가 따뜻하여 차가운 기운과 따뜻한 기운이 순조롭게 이동하면서 음양이 조화를 이룬다.

우리 몸의 항상성 시스템은 늘 같은 체온을 유지하기 위해 기초대사량을 조절하는데 체온이 1도 상승하면 기초대사량이 10퍼센트 가량 올라가게 된다. 기초대사량이란 인체가 생명을 유지하기 위해 소비하는 에너지의 총량을 말한다. 인체는 잠을 자는 상태에서도 기초적인 대사를 위해 에너지를 소비하는데 이러한 기초대사율은 인체가 소비하는 전체 에너지의 70퍼센트에 달한다.

# 신체 온도를 높이면 면역력도 높아진다

신체 온도를 높이면 인체의 항상성 시스템은 체온이 더 올라가는 것을 막기 위해 말초혈관을 확장하여 체외로 열을 내보내고자 한다. 이 과정에서 혈액순환이 원활해지는 것이다. 혈액순환이 좋아지면 백혈구의 활동도 활발해져 면역력이 증강된다. 몸을 따뜻하게 하면 모든 질병에 효과적이지만 현대인의 고질병인 허리 디스크, 목 디스크가 개선되며 불임이 치료되는 효과가 있다.

반대로 신체의 온도가 떨어지면 우리 몸은 말초혈관으로 가는 혈액의 공급을 줄여 심부 온도를 유지하고자 한다. 이 때문에 기초대사량이 줄어드는 것이며 남아도는 여분의 열량으로 인해 살이 찌는 것이다. 살찌는 체질이 따로 있다면 체온이 낮은 사람을 일컫는 말이다.

젊은 여성의 경우 한겨울에도 짧은 치마를 입기 때문에 하체의 체온이 낮은 편이다. 하체가 차가우면 자궁으로 가는 혈액의 흐름에 문제가 생겨 생리통이나 불임의 직접적인 원인이 된다. 차가운 겨울에는 싹이 트지 않는 것도 이러한 이치이다.

아이를 기르는 엄마들은 어린아이에게 내복을 많이 입히는데 진짜 내복이 필요한 사람은 젊은 여성과 노인이다. 또한 건강한 성인이더라도 차가운 날씨에는 내복을 입어 보온에 신경을 써야 한다.

건강하지 못한 사람을 보면 머리에는 열이 몰리는 반면 손발의 온도는 낮은 것을 볼 수 있다. 이런 사람은 알레르기 반응이 나타나거나 설사, 변비 등의 장 트러블을 겪는 것이 보통이다. 장 건강이 무너졌다는 것은 건강의 방어선이 뚫렸다는 의미와 같다. 암에 취약한 사람을 보면 정상인보다 체온이 낮다.

차고 습한 환경에서, 목욕은 아주 좋은 건강법이다. 일본이 장수 국가가 된 데에는 그들 특유의 목욕 문화가 상당한 기여를 했을 것이다. 목욕을 할 때는 갈증이 나지 않도록 적당량의 수분을 미리 보충하는 것이 좋은데 식사 직후에는 목욕을 삼가야 한다. 소화효소의 분비에 문제가 생기기 때문이다. 고혈압이나 당뇨를 앓는 환자의 경우 급격한 혈압 상승이 올 수 있으므로 너무 뜨겁거나 차가운 목욕은 피한다. 그밖에 체온이 급격히 올라가기 쉬운 어린아이도 뜨거운 물 목욕을 피해야 한나.

## 나의 스승 계하 선생님의 처방

임상 25년간 나는 여러 스승을 모시게 되었는데, 그 가운데 명의 집안에서 대대로 내려오는 의술로 환자를 진료한 계하 선생님이 계시다. 계하 선생님은 허리 디스크, 목 디스크, 불임에 관하여 타의 추종을 불허하는 명의셨다. 선생님의 비방을 전수받고자 수없이 방문한 끝에 나는 단 한 줄의 말씀을 전해 들을 수 있었다.

"장이 따뜻해야 심장에 혈액이 돈다."

장은 생명의 뿌리이고 심장은 인체 내 혈액순환을 총괄하는 역할을 한다. 혈액이 잘 돌면 디스크나 불임 정도는 어렵지 않게 해결할 수 있다. 온열 요법은 따로 강조하지 않아도 될 만큼 쉽고 당연한 처방이다. 당연한 것을 실행하지 못하는 게 의사들의 실수라면 실수랄 수 있다. 선생님은 성질이 따뜻한 약초와 음식을 이용하여 인체 심부의 온도를 높였고 그로 인해 혈액순환이 원활해지도록 만들었다. 그렇게만 하면 나머지는 내 몸이 알아서 치료하게 되어 있다. 그만큼 우리 몸의 자연치유력은 놀라운 것이다.

선생님이 돌아가시면서 남기신 치료법은 '더필잎병원'을 세우는 데에 있어 귀중한 밑거름이 되었으며 이 책을 저술하게 된 하나의 계기가 되었다.

─────────────── 지식융합 ───────────────

### 해독력과 면역력을 높이는 다양한 방법

1. 걷기, 등산, 운동-건강을 지킬 수 있는 가장 쉽고 좋은 방법이다. 몸에 무리가 가지 않는 수준의 운동은 체온을 올리고 혈액순환을 원활하게 하여 인체 면역의 스위치를 켜는 효과가 있다.

2. 풍욕, 냉온욕, 반신욕-차갑고 뜨거운 것의 반복은 혈액순환을 촉진시킨다. 반면 몸 전체를 뜨겁게 하는 증기 사우나는 추천하지 않는다.

3. 호르미시스 온열 요법-대표적으로 일본의 라듐 온천욕을 들 수 있다. 호르미시스란 인체 호르몬을 활성화시켜 유해물질을 배출시키는 요법이다.

4. 황토 원적외선 요법-황토의 원적외선은 세포 내 수분과 단백질 분자를 1분에 2천 회씩 미세하게 흔드는 효과가 있다. 황토방에 머물면 체온이 올라가고 세포분열이 왕성해지고 면역력이 올라

간다. 간편하게 자수정으로 만든 원적외선 바이오매트를 이용하는 방법도 있다.

5. **국소 온열 요법**-의료기관에서는 전기적 주파수를 이용한 TDP, 고주파 온열 요법 등 가정에서 접하기 어려운 의료기기를 이용하여 체온을 높여 주고 있다.

---

# 못 고치는 병은 없다
# 못 고치는 습관이 있을 뿐이다

느리게만 흘러왔던 인류의 라이프 스타일은 산업사회, 정보화사회를 지나면서 180도 달라지게 되었다. 대중 교통수단이 발달하고 기계화가 가속화되면서 작업 능률도 올라갔는데 철도 산업을 예로 들어 보자. 과거에는 철도라고 하면 많은 사람들의 땀과 노력이 투여되어야만 굴러가는 노동 집약 산업이었다. 하지만 현대에 와서는 기계 시스템에 의해 움직이는 장치 산업으로 변하였다.

이처럼 정보통신의 발달, 기계 산업 발달의 영향으로 상당 부분 노동량을 줄일 수 있게 되었음에도 불구하고 현대인은 이전보다 바쁜 삶을 살고 있다. 이로 인해 스트레스 독, 과로 독이 양산되었으며 단기간에 재배되고 사육된 축산물, 인스턴트식품, 가공식품 등으로 끼니를 때우다 보니 음식 독도 흔해졌다. 또한 글로벌화의 여파로 해외여행, 출장이 잦아지면서 신종 독감이 유입되는 속도도 빨라졌다.

이러한 환경 속에서 신체 건강을 지킨다는 것은 쉬운 일이 아니다. 그러나 생각처럼 아주 어려운 일도 아니다. 지금보다 조금 더 먹거리에 신경 쓰고, 스트레스를 관리하는 능력을 기르고, 지나친 욕심을 피하여 생활 속에서 과로하는 일이 없게 하면 된다.

병이 난 후 병원에 가기보다 평상시 건강에 주의하여 미리미리 병을 예방하자.

음식 독을 멀리 하기 위해서는 언제, 어떻게, 무엇을 먹는가 하는 문제가 중요하다. 또한 정기적으로 '해독'을 실시하여 몸을 정화시키는 것이 좋다. 스트레스 독에는 '호흡'을 통해 자율신경을 바로 하는 방법과 마음의 상처를 어루만지는 '마음 두드림'을 적용한다. 과로 독은 충분한 휴식과 함께 '척추'를 바로 세워 주고, 외부환경 독은 '체온'을 올려 항상성을 강화시켜야 한다. 유전적 체질 문제는 '체질영양학'을 통해 체질을 개선시키는 것이 중요하다.

본문에서도 여러 번 강조했지만 음식, 스트레스, 과로, 환경 독소, 유전적 체질 문제 등 생활습관이 병의 원인임을 잊어서는 안 될 것이다. 인체 질병을 유발하는 모든 독소의 중심에는 음식 독이 있다. 병을 멀리 하기 위해서는 언제, 어떻게, 무엇을 먹을지 염두에 두고 생활하는 것이 중요하다.

못 고치는 병은 없다. 오직 못 고치는 습관이 있을 뿐이다.

참고문헌(가나다순)

『거슨 테라피』 샬롯 거슨, 머튼 워커 공저. 푸른물고기. 2009

『고급영양학』 구재옥 외. 파워북. 2013

『기적의 밥상』 조엘 펄먼. 북섬. 2012

『난치병을 완치하는 대체의학』 니와 유키에. 지성문화사. 2011

『내 몸 내가 고치는 음식습관』 조엘 펄먼. 북섬. 2011

『내 몸의 자생력을 깨워라』 조엘 펄먼. 샘앤파커스. 2013

『다이어트 불변의 법칙』 하비 다이아몬드. 사이몬북스. 2006

『단식요법의 과학』 고다 미치오. 미래지식. 2009

『동의보감』 허준. 법인문화사

『몸을 따뜻하게 하면 병은 반드시 낫는다』 이시하라 유미. 혼미디어. 2013

『병인론』 김구영. 도서출판 선. 2013

『병 안 걸리고 사는 법』 신야 히로미. 이아소. 2006

『분자영양학』 가네모토 류헤이. 라이프사이언스. 2010

『사람이 병에 걸리는 단 2가지 원인』 아보 도오루. 중앙생활사. 2011

『생물학 명강』 강문일 외. ㈜북하우스 퍼블리셔스. 2014

『시한부 3개월은 거짓말』 곤도 마코토. 영림카디널. 2014

『신비한 물 치료 건강법』 F. 벳맨겔리지. 중앙생활사. 2014

『아이를 변화시키는 두뇌음식』 조엘 펄먼. 이아소. 2008

『알기 쉬운 병리학』 마리앤 네이버스 외. 메디컬코리아. 2011

『암을 고치는 식사요법의 비밀』 막스 거슨. 건강신문사. 2013

『암을 이기는 면역요법』 아보 도오루. 중앙생활사. 2011

『암이 사라지는 식사』 와타요 다카호. 이아소. 2014

『암 치료에 효과 있는 110가지 방법』 저르치 이르마이. 건강신문사

『약 먹으면 안 된다』 후나세 슌스케. 중앙생활사. 2010

『약을 멀리하면 건강이 찾아온다』 와타나베 쇼. 형설라이프. 2011

『엔자임 효소와 건강』 신현재. 도서출판 이체. 2010

『영양학』 로리 A. 스몰린. 도서출판 대가. 2011

『유전자는 네가 한 일을 알고 있다』 네사 케리. ㈜북하우스 퍼블리셔스. 2015

『유전자 당신이 결정한다』 샤론 모알렘. 김영사. 2015

『인간은 왜 세균과 공존해야 하는가』 마틴 블레이저. 처음북스. 2014

『인간유전자 100가지』 사마키 에미코 외. 중앙에듀북스. 2014

『인간이 만든 위대한 속임수 식품첨가물』 아베 스카사. 국일출판사. 2011

『자신만만 해부생리』 마스다 아츠고. 노보컨설팅, 2013

『체온 1도가 내 몸을 살린다』 사이토 마사지. 나라원. 2014

『체온면역력』 아보 도오루. 중앙생활사. 2015

『초건강혁명』 마츠다 마미코. 지성문화사. 2011

『칼로리의 거짓말』 조나단 베일러. 홍익출판사. 2014

『켐벨 생명과학 포커스』 유리 케인 바서만. 바이오사이언스출판. 2014

『탄수화물은 독이다』 에베 코지. 싸이프레스. 2014

『통합의학적 암 치료 프로그램』 최옥병 외 편저. 건강신문사. 2012

『항암제로 살해당하다』 후나세 슌스케. 중앙생활사. 2013

『해독의 기적』 박찬영. 엔트리. 2014

『효소영양학 개론』 에드워드 하웰. 한림원출판사. 2011

『효소의 비밀』 쓰루미 다카후미. 싸이프레스. 2014

『마음의 의학』 C. 사이몬튼 , S.사이몬튼, J 크레이튼. 정신세계사. 2002

『아우토겐 트레이닝 원전 연습교본』 요하네스 H. 슐츠.
이주희이완연구소출판부. 2010